Die geheime Kraft aus der Erde

Hans Gasperl

DIE GEHEIME KRAFT AUS DER ERDE

Wie Wasseradern und Erdstrahlen unser Leben beeinflussen

Servus

1. Auflage

Gesetzt aus der Charter und der Whitney

Medieninhaber, Verleger und Herausgeber:
Red Bull Media House GmbH
Oberst-Lepperdinger-Straße 11–15
5071 Wals bei Salzburg, Österreich

Lektorat: Arnold Klaffenböck
Satz: BoutiqueBrutal.com
Fotos: Hans Gasperl
Illustration Umschlag: Roland Vorlaufer

FSC www.fsc.org
MIX
Papier aus verantwortungsvollen Quellen
FSC® C020353

Printed in Europe
ISBN 978-3-7104-0168-8

Inhalt

Einleitung

DER RADIÄSTHET ALS MÖGLICHER »ARCHITEKT« FÜR GESUNDHEIT UND WOHLBEFINDEN

Wir Menschen haben das Verlangen »Geheimnisvolles« zu ergründen. Der Begriff »geheim« bedeutet in seinem ursprünglichen Sinne »zum Hause gehörig, vertraut«. Besondere Erscheinungen in der Natur sind für uns immer ein gewisses Geheimnis, ein außergewöhnliches Ereignis, ein »Gegenstand« der Erfahrung. Die Wissenschaft und die Forschung vermögen vieles zu erklären, zu definieren und zu beurteilen oder sie beschreiben diese Geschehnisse. Sobald wir eine »Sache« verstehen, ist sie uns vertraut. Wir sind mehr oder weniger darauf aus, solche erforschten Prozesse in unser geistiges Haus einzubauen. Menschliche Individuen haben die Fähigkeit, allerhand naturgegebene Geschehnisse zu fühlen, zu erleben und zu sehen; eine exakte, definierbare Erklärung dafür finden wir freilich nicht in jedem Fall. Hier sprechen wir von Parawissenschaft und meinen damit ein »Wissen«, welches außerhalb oder zumindest am Rande von akademisch-universitärer Forschung vorhanden ist.

Radiästhesie und *Geomantie*, also die Strahlenfühligkeit und die Deutung der Erdkräfte, stellen einen derartigen undefinierbaren

Graubereich dar. Wenn etwas am Rande steht, kann es sein, dass es von uns nicht beachtet wird, oder aber wir verbinden damit Unrechtes, Ungutes, oft auch Sinnloses. Hier ist beides möglich, wertvoller Gebrauch und schädlicher Missbrauch – ein Paradoxon. Sich da zurechtzufinden, um auf sicheren Pfaden zu wandeln, bedarf bestimmter Vorkenntnisse, braucht Erfahrungswissen und verlangt vor allem eines: Orientierung.

In diesem Buch möchte ich Sie auf einen Erfahrungsweg durch die Themenfelder Radiästhesie und Geomantie mitnehmen, im Bewusstsein, ein recht heikles, nicht unumstrittenes parawissenschaftliches Thema zu durchmessen. Als Arzt ist mir seriöse Information wichtig, daher verzichte ich darauf, falsche Heilsversprechen »mit den geheimen Kräften der Erde« oder gar Drohungen mit jenen verborgenen »Energien« anzubringen. Im Gegenteil soll für Sie bei der Lektüre eine spannende, ja wertvolle Mixtur aus Beobachtungen in der Natur, aus der Erfahrungswissenschaft sowie dem ärztlich-akademischen Wissen erfahrbar werden. Beseelt von der Idee, Sie zu manch verloren gegangenem, jedoch noch vorhandenem, gleichsam verschüttetem »Wissen« zurückzuführen, will ich Ihnen ein Lehrbuch zu eigenem Handeln sowie ein übersichtliches Nachschlagewerk an die Hand geben.

Sollten Sie sich angesprochen fühlen und Lust verspüren, sich selbst aktiv mit dieser »Materie« zu beschäftigen, haben Sie dafür einen Wegweiser, der Ihren Einstieg in das faszinierende Thema erleichtert und Sie bei Ihrer Fährtenkunde durch die Geheimnisse unserer Umwelt unterstützt. Das Buch soll auf sachlich-verständliche Weise über jene wert- und geheimnisvollen Naturkräfte, die in den Bereichen Radiästhesie und Geomantie erfahrbar werden, informieren.

Mir selbst bereiten diese Erfahrungen und mein mittlerweile erworbenes Können nach wie vor Freude. Die von der Natur gegebene Fühligkeit – ich werde den Weg dazu später beschreiben – habe ich mit Dankbarkeit angenommen. Beobachtet und geübt habe ich reichlich und so konnte – besser gesagt durfte – ich jenes Wissen und die Fähigkeit erweitern und zum Nutzen für viele Menschen anwenden. Diese Mischung aus Erfahrung und Zweifel wurde aus meiner medizinischen Sicht ein *Remedium,* ein Hilfsmittel bei meiner ärztlichen Arbeit und Freizeitgestaltung.

Es ist mir ein großes Anliegen, seriöse Informationen auf diesem Gebiet weiterzugeben. Gerade zu den komplexen Themen der Grenzwissenschaften gibt es viel an Literatur und nach meiner Erfahrung auch manche Fehlinformationen. Als Mediziner und Naturliebhaber macht es mir Spaß, manche »Geschehnisse« zu hinterfragen und dabei vielleicht Aufklärungsarbeit zu leisten. Möglicherweise gelingt es mir, bei Ihnen vorhandene (Vor-)Urteile zu relativieren oder zumindest eine Änderung mancher Gedankengänge zu bewirken. Meinem Wesen entsprechend kann ich nicht umhin, vom ärztlichen Standpunkt aus auch kritische Töne an beobachtbaren Geschehnissen anzuschlagen, weil ich gewisse »Aktionen« dieser Grenzwissenschaft in ihrem Ablauf oder Informationsmuster nicht teile. Meine Kritik wird immer wieder Warnungen beinhalten, dabei treten ärztliches Wissen und Lebenserfahrung verknüpft mit Gedanken zur Ethik unseres Lebens, so wie ich es sehe, in den Vordergrund.

Als Ihr Wegbegleiter durch dieses Buch will ich versuchen, Sie vor so manchem Stolperstein zu warnen oder auf Gefahren durch mangelnde bzw. falsche Information aufmerksam zu machen. Daher werden Sie in den einzelnen Kapiteln immer wieder Abschnitte finden, in denen ich gezielt auf Probleme verweise, also mögliche »Wirkungen und Nebenwirkungen« anspreche. Jede Medikamentenpackung beinhaltet einen Beipackzettel, der auf Nutzen und Schaden des betreffenden Heilmittels hindeutet. Aus der langjährigen Erfahrung und Beobachtung stelle ich fest, dass durch die »Arbeit« mit Rute oder Pendel seitens nicht erfahrener Rutengeher bzw. Pendler nicht wenig Unfug, ja Missbrauch betrieben wird. Beispielsweise treten unglaublich von ihrer »Kraft« überzeugte Personen auf, welche durch das

Erpendeln von Diagnosen und durch Beratung betroffenen Menschen den (Nicht-)Gebrauch bestimmter Medikamente oder Nahrungsmittel empfehlen und damit mitunter beträchtlichen Schaden erzeugen. Solche »Fachleute« geben vor zu »wissen«, wie schädlich Impfungen wären und was Mediziner Falsches verordnet hätten. Sie raten vor medizinischen Eingriffen ab und zu dubiosen Therapien, welche in keiner Weise medizinischem oder wissenschaftlichem Denken entsprechen. Sie denken den »wahren« Weg zu kennen. Solche »Therapien« möchte ich als »Gesundheitsschwindel« bezeichnen, der leider oft teuer verkauft wird! Aus meiner Praxis könnte ich viele traurige Beispiele aus dem Gebiet der Radiästhesie und Geomantie erzählen. Exemplarisch werde ich ein paar signifikante Fälle schildern, um Sie für die angewandten fragwürdigen Praktiken und die damit verbundenen Risiken zu sensibilisieren.

Mein Buch soll vor allem aber positive, zum Denken anregende Kritik transportieren und Ihren Blick, Ihre Gedankengänge schärfen. Keinesfalls möchte ich den Eindruck erwecken, als unfehlbarer Experte oder Besserwisser aufzutreten, auch liegt es mir fern, von der Leserschaft fachliche Gläubigkeit einzufordern. Vielmehr geht es darum, mein im Laufe der Jahre gewonnenes und erarbeitetes Wissen aus ärztlicher sowie radiästhetischer Lebenserfahrung zu transportieren, Erlebtes und Gelerntes weiterzuvermitteln. Die Grundidee ist, Sie in fachlicher Weise zu lenken und zu begeistern.

Ich lade Sie ein, mit mir gedanklich und emotional eine Reise zu erlebter Wahrnehmung zu machen und dabei eine Balance zwischen der Natur, dem Menschen als Teil der Natur sowie den vorhandenen Informationen in bzw. aus der Natur zu finden. Erfahrungswissen mit Wissenschaft zu kombinieren könnte für Sie eine Art Lebenshilfe werden. Dabei geht es darum, Intuition, Erfahrung und Wahrnehmung zu verbinden sowie den Gedanken intensiv weiterzugeben, dass wir Lebewesen und nicht nur funktionstüchtige »Einheiten« sind.

GEDANKEN ZUR NATUR UND UNSERER LEBENSWEISE

Mir ist es ein Bedürfnis, Menschen (wieder) mit der Natur zu verbinden, sie zurückzuführen zu einst bewussten und daher benützten Beobachtungen oder Geheimnissen in der Umwelt unseres Mikrokosmos. Beeinflusst von unserer Zivilisation und aufgrund der tagtäglichen Reizüberflutung unserer schnelllebigen Welt achten oder beobachten wir viele Wunder der Natur nicht mehr. Es scheint uns ganz selbstverständlich, dass alles reibungslos funktioniert und läuft. Wenn nicht, gibt es offensichtlich ein Wundermittel dagegen – so vermittelt es uns jedenfalls die Werbung. Viele wertvolle Errungenschaften der Technik oder der Medizin sind uns kein Geheimnis mehr, sondern einfach pure Tatsache. Wir nützen diese Errungenschaften und dürfen uns darüber freuen. Zugleich aber besteht ein Defizit an Achtung und Sensibilität der Umwelt gegenüber. Heutzutage herrscht ein großer Mangel an zwischenmenschlichen Beziehungen, ebenso bei der Zuneigung zur Natur. Gleichzeitig sehnen wir uns innerlich nach Einklang, Harmonie und Verbundenheit mit beiden Bereichen. »Biologisch« ist werbemäßig allenthalben angesagt – von der Nahrung über die Kleidung bis zur Freizeitgestaltung. Aber ob diese »Natürlichkeit« auch wirklich gelebt und erlebt wird, bezweifle ich. Bis zu einem gewissen Grad ging unsere Bindung zur Umwelt und damit zur Natur verloren und da möchte ich mit den Gedanken in diesem Buch gegensteuern. Schließlich muss es unser Ziel sein, die innige Kommunikation mit der Natur zu erneuern und auszubauen. Damit die Freude an der Umwelt Ihr ständiger Begleiter werden, das »Schauen« mit dem Geist und allen unseren Sinnen gelingen kann, ist es notwendig, die menschliche Sicht auf manches naturgegebene Geschehen zu schärfen. Ich werde daher versuchen, beobachtbare, aber trotzdem nicht messbare Phänomene zu beschreiben und Sie dadurch zum Denken und Schauen anzuregen.

Es sollte uns bewusst sein: Wir sind ein Teil der Natur und können uns mit und in ihr bewegen, in und mit ihren Kräften leben.

Keinesfalls steht es uns zu, die Natur zu knechten. Möglicherweise unterliegen wir einer falschen Interpretation des göttlichen Schöpfungsauftrages, wie er in der Bibel formuliert wird: »Macht euch die Erde untertan.« Doch gewinnträchtige Ziele und eigennützige Gedanken, wie aus bzw. mit der Natur noch mehr Gewinn gemacht werden kann, laufen nicht in eine optimale Richtung. Denken wir nur an unseren ökologischen Fußabdruck, an die vielfältigen Klimaprobleme, an das Trinkwasser oder die Erdatmosphäre. Auch viele Facetten unserer »Gesundheitspflege« stellen alles andere als einen Idealzustand dar. Überall hier liegt schon gehörige Verantwortung bei uns und wir müssen uns fragen: Nehmen wir diese ernst? Nochmals, wir sind ein Teil dieser Natur und wir benötigen sie – nicht umgekehrt. Ob wir Vorteile und Gewinne oder auch Nachteile und Verluste für unser Dasein erzeugen, liegt bei uns.

Heilsame Kräfte in der Natur sollten wieder mehr in unser Bewusstsein dringen. Kräfte, welche etwa Pflanzen innewohnen, die positiv gesehen als Nahrungs- oder Heilmittel, negativ jedoch schädigend

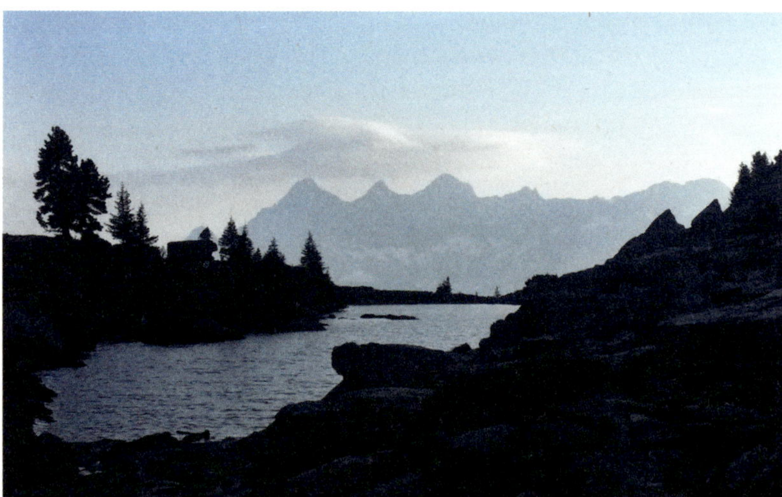

Freude in und an der Natur

und toxisch wirken, sind größtenteils erforscht und bekannt. In der Vielfalt ihrer Wirkkräfte auf die einzelne Person stellen sie dennoch ein großes »Geheimnis« dar. Oder das Wundermolekül Wasser, unser Lebenselixier und gleichzeitig wiederum ein gefährliches, feindliches Element, vermögen wir zu verstehen und zu verwenden. Weiters gibt es bestimmte Signale, »Energien«, welche alle Lebewesen erfahren und wodurch sie beeinflusst werden. All diese Phänomene existieren zweifellos, ihre Folgewirkungen lassen sich beobachten, sind jedoch mit den Möglichkeiten der Wissenschaft *nicht direkt* nachweisbar und wirken darum oftmals rätselhaft. Diese faszinierenden Geheimnisse möchte ich Ihnen im Buch optisch und mental erfahrbar näherbringen. Sollten Sie nach der Lektüre nicht nur Ver- oder Bewunderung für die geschilderten Sachverhalte verspüren, sondern aus dem Vermittelten direkte, lebenspraktische Hilfe für Vorsorge und Gesundheit beziehen können oder sich gar selbst zu radiästhetischer Arbeit entschließen, wäre ein wesentliches Ziel erreicht.

Kapitel 1

MEIN GANZ PERSÖNLICHER ZUGANG ALS ARZT ZUR RADIÄSTHESIE

Der Weg zur Radiästhesie war mir nicht vorgezeichnet – im Gegenteil. Meinen Gedanken blieb jenes Thema zunächst verschlossen und ich kannte auch niemanden, der bereits mit Rute oder Pendel gearbeitet hatte. Seit jeher aber faszinierte mich das vielfältige Geschehen in der freien Natur, die mir als Kind und Heranwachsendem reiche Erlebnisse bot. Die Biologie, insbesondere die Botanik, war für mich neben Wasser ein geheimnisvolles Feld, auf dem ich mich gerne bewegte. Bäume, Sträucher sowie Tiere aus der Nachbarschaft habe ich zu meinen Freunden erklärt, sie beobachtet und beachtet. Ich selbst empfand mich als Rädchen im Getriebe dieses Wunderwerkes der Natur. Biologische Abläufe zu erleben und zu verstehen, verbunden mit Lernen und Experimentieren, formten meine Lebensanschauung und befriedigten meinen Wissensdrang. Ich muss gestehen, lieber hielt ich mich in der freien Natur auf als in der Schule. Im Unterricht hatte ich verständnisvolle und sehr prägende Lehrer, welche meine Leidenschaft erkannten und oft auch förderten. Von Menschen meiner näheren Umgebung konnte ich ebenso viel erfahren und lernen. Mein Berufswunsch war stets Gärtner oder Zimmerer zu werden. Letztendlich führten mich meine Lebenswege ins Gymnasium und später an die Universität, um Medizin zu studieren. Anschließend ging es im Krankenhaus an die Ausbildung. Dort erlebte und erfuhr ich viel Prägendes für mein weiteres Leben.

Im Laufe der Turnusausbildung im Krankenhaus sind fachlich verschiedene Abteilungen und Fächer zu absolvieren. Bei der Erhebung von Krankengeschichten unter den zur Untersuchung aufgenommenen Patienten (Anamnese) hatte ich beim Abtasten, besser gesagt beim Berühren mancher Menschen ein eigenartiges Empfinden, welches ich nicht deuten konnte. Irgendwie ließ mich jene seltsame Empfindung emotional nicht mehr los. Ich ging dazu über, in den Anamneseberichten zu den von mir untersuchten Patienten gelegentlich ein Strichmännchen zu zeichnen, zusammen mit einem Vermerk, in welcher Region des Körpers der untersuchten Person dieses auffällige »Gefühl« gegeben war. Die Empfindungen habe ich meist verdrängt, doch dann hatte ich während meiner Ausbildung in der Chirurgischen und Gynäkologischen Abteilung kurz hintereinander drei Schlüsselerlebnisse. Drei Patienten, bei denen ich Empfindungen hatte, dem aber nicht weiter nachgegangen war, waren vor etwa eineinhalb Jahren gewissenhaft durchuntersucht und ohne besondere »Vorkommnisse« (Befunde) entlassen worden. Doch nun suchten die Frauen und Männer erneut das Krankenhaus auf, weil sie unter erheblichen körperlichen Beschwerden litten und sich bei ihnen bedauerlicherweise ein bösartiges Geschehen zeigte. Das belastete mich sehr und ich sprach mit Michael Mayr, dem Oberarzt der Abteilung, dessen Arbeit und Zuwendung an Patienten aus meiner Sicht großartig war, und berichtete ihm von meinen Empfindungen und der Patientengeschichte. Er meinte: »Vielleicht hast du ein gewisse Fühligkeit!« Vorerst konnte ich gedanklich nichts damit anfangen und war eher verblüfft wegen dieser Ansage. »Bei uns arbeitet einer«, ergänzte Dr. mayr, »der ist ein exzellenter Wassersucher und hat noch anderes Wissen auf diesem Gebiet. Rede doch mit ihm.« Die Rede war von Alfred Moser aus Goldegg-Weng.

Diesen Rat befolgte ich sofort und setzte mich mit dem Kollegen in Verbindung. Der lud mich nach Goldegg ein. Dies ist der Nachbarort von Schwarzach im Pongau, wo sich das »Kardinal Schwarzenberg Klinikum« befindet. Dort wollte er mir zeigen, wie ich meine »offensichtliche« Fühligkeit nützen könnte, um radiästhetisch zu arbeiten. Darauf konnte ich mir wiederum keinen Reim machen, war aber sehr interessiert und voller Neugierde. Ich folgte Alfreds Anweisung und brach zunächst eine »Rute«, also einen gegabelten Zweig, auch Zwiesel genannt, von einem Weidenstrauch. Alfred sah mich an, berührte mich im Nacken kurz und sagte auf Pongauerisch: »I siach scho, des tuat!« Nun war ich aber gespannt, was da geschehen würde. Alfred wies mich an, wie ich die Rute halten sollte und gab mir ein paar Anweisungen. »Jetzt gehst du ganz langsam geradeaus und stellst dir vor, dort, wo unter dir fließendes Wasser ist, soll dir die Rute helfen, das ›Signal‹, das du spürst, zu deuten. Mit der Rute musst du noch ausmachen, wohin sie die Bewegung machen soll, um dein Muten zu bestätigen.« Abgesprochen war, dass meine Rute nach unten zeigen sollte, wenn ich »etwas« – also nach Wasser suchend – empfinde und ich dies an mich herankommen lassen sollte. »Du darfst dich nicht wehren, wenn du dieses Etwas spürst«, lautete noch ein einführender Ratschlag Alfred Mosers. Nach wenigen Schritten verspürte ich ein leichtes Ziehen, es wurde stärker, ich wollte den Widerstand aufhalten und plötzlich hielt ich zwei Stücke von der Astgabel in meinen Händen. Da war ich schon sehr überrascht, eigentlich erschrocken. »No siachst's«, lautete Alfreds Kommentar.

Mit dieser »Initialzündung« erwachte bei mir die Begeisterung für die Arbeit mit der Rute. Nunmehr kreisten meine Gedanken darum, entsprechende Unterlagen und passende Literatur zum Thema zu finden und entsprechend ernsthaft zu üben. Fließendes Wasser zu »suchen« wurde zum Freizeitvergnügen. Allmählich baute sich eine Mischung aus Neugierde, Interesse und Übungseifer auf und brachte Freude und Erfahrung. Doch ein Rutenausschlag ist vorerst weder ein Hinweis auf ein Können in dieser Materie noch ein Freibrief, Aussagen über bestimmte Informationen aus der Natur zu machen. Die ersten Ruten- oder Pendel-Ausschläge könnten mit dem Spielen eines Musikinstrumentes verglichen werden. Eine Tonleiter bzw. einige Akkorde sind mit der Klarinette leicht hervorzubringen, aber es braucht reichlich Übung, um konzertreif als Solist zu spielen. Der Eifer, verbunden mit einem Wohlgefühl, irgendwie mit der Natur Verbindung aufnehmen zu können, ein kleines Geheimnis erleben zu dürfen, trieb mich an, dieses Phänomen weiter und genauer »zu erarbeiten«. Besonders aber faszinierte mich der Gedanke, Radiästhesie als ärztliches Hilfsmittel zu verwenden. Es bestehen ja in der Behandlung von Patienten viele komplementäre Möglichkeiten, daher sehe ich auch die Radiästhesie als so eine Ergänzung.

Mein Verlangen, sicher zu muten, war groß. »Übungsterrain« stand reichlich zur Verfügung und ich konnte es entsprechend nützen. So mutete ich in Bereichen von größeren Wasserbassins, um aufzuzeigen, wo die Ableitungen erfolgen sollen. Hier ist ständig fließendes Wasser vorhanden – dieses ist erforderlich, um das »Signal« Wasser zu erfühlen und mental einzuspeichern. Spannender noch als das Lesen eines Krimis war für mich die Arbeit oberhalb solcher Wasserbehälter, über den Arealen, wo eine oder mehrere Quellen gefasst wurden. Genauso übte ich in den Gassen mancher Ortschaften, um die Hauptwasserleitung zu lokalisieren oder Zuleitungen zu größeren Wohnblocks aufzufinden. Freude baute sich auf, wenn eine hohe Übereinstimmung mit den Plänen vorhanden war und dadurch die Mutungsergebnisse bestätigt wurden. Auch in freier Natur übte ich, in Bereichen, wo durch Wachstumseigenheiten von Bäumen oder durch Auffälligkeiten der Vegetation deutliche Hinweise auf fließendes Wasser im Untergrund ablesbar sind.

Zu Beginn meiner radiästhetischen Tätigkeit arbeitete ich in Unkenntnis der einschlägigen Literatur völlig autark und notierte bei den Mutungen meine Beobachtungen. Später brachten Vergleiche meiner Ergebnisse und der damit verbundenen Beobachtungen mit den Feststellungen anderer radiästhetisch tätiger Personen weitere Sicherheit hinsichtlich der Aussagen der von mir durchgeführten Mutungen. Die Bestätigung durch die Literatur stärkte mich in vielen meiner Anschauungen und Behauptungen sehr. Auf diese Weise konnte sich im Laufe der Zeit ein gewisses »radiästhetisches Selbstwertgefühl« entwickeln. Keineswegs hatte ich das Verlangen, Neues zu erfinden oder zu entdecken, sondern ich wollte Erfühltes und Erfahrung in mein medizinisches Arbeiten einbauen, es hilfreich und unterstützend beim Heilen verwenden. Das Rad lässt sich bekanntlich nicht neu erfinden, hingegen Verbesserungen zu erarbeiten ist sehr wohl möglich und wertvoll. Die Pharmazie forscht zu neuen Medikamenten und wir können diese verbesserten Heilmittel zu unserem Nutzen verwenden. Ebenso – dies ist mein ärztlicher Gedanke – können wir Erfahrungen und Ergebnisse aus dem Fachgebiet der Radiästhesie bzw. Geobiologie als Heilhilfe (»Medikament« = Heilhilfe, Heilmittel) anwenden.

Das Vergnügen, Rutenausschläge zu erfahren und diese zu interpretieren bzw. Beobachtungen in freier Natur damit zu verknüpfen, war Genugtuung und Befriedigung von Neugierde zugleich. So versuchte ich auch immer wieder mit mehr oder weniger Erfolg, fachliche Auskunft in Form von Literatur zu erhalten. Bei meiner Suche nach seriösen Quellen zur Radiästhesie und Geomantie stieß ich auf eine Diplomarbeit von Dipl.-Ing. Christian Werbik, der über Veränderungen bestimmter Messgrößen wie Bodenleitfähigkeit, erdmagnetische Horizontalfeldstärke, Hautleitfähigkeit und weitere Parameter schrieb. Auch eine Abhandlung bzw. einen Vortrag von Dozent Dr. Otto Bergsmann, damals Leiter der Krankenanstalt der AUVA in Gröbming, habe ich in Erinnerung, der unter anderem über »Reizzonen und biologische Prozesse« berichtete. Für mich als Mediziner war die Aussage zu Unterschieden von Blutsenkungsgeschwindigkeiten an radiästhetisch auffälligen Bereichen bemerkenswert. Bergsmann beschrieb

Ergebnisunterschiede an radiästhetisch auffälligen Plätzen gegenüber »neutralen« Standorten und führte auch Unterschiede von Messergebnissen bei verschiedenen Witterungseinflüssen an. Dies waren physiologisch und medizinisch beachtenswerte Feststellungen, welche zu weiterem Denken anspornten und sich gedanklich sehr einprägten. Die hier beobachteten Eigenheiten wurden als »Sekundäreffekte« beschrieben – das heißt, durch eine unbekannte Kraft geschieht an gewissen Bereichen »etwas«. Eine besondere und zugleich inspirierende Tatsache, welche meine Suche zu weiterer »Fachliteratur« beflügelte.

Die Materie wurde immer spannender für mich und in Emil Worschs Buch »Erdstrahlen« konnte ich später hilfreiche Informationen nachlesen. Die Dissertation »Radiästhetische Untersuchungen an Kirchen und Kultstätten« (1981) von Jörg Purner war ein weiterer Trigger für mein Radiästhesie-Interesse. Das World Wide Web gab es ja zur damaligen Zeit noch nicht und so wusste ich weder, dass eine »Österreichische Gesellschaft für Radiästhesie und Geobiologie« existierte, noch dass im Salzburger Land Käthe Bachler staunenswerte Dokumentationen erstellte. »Erfahrungen einer Rutengängerin«, ein wiederholt aufgelegtes Werk, ist ein wahrer Informationsquell für radiästhetisch arbeitende Personen. Auf Käthe Bachler, eine Frau mit unheimlichem Charisma für die Materie Radiästhesie, werden Sie in diesem Buch noch mehrmals aufmerksam gemacht werden, durfte ich doch bei ihr nach unserem Kennenlernen so manche Prüfung ablegen bzw. mit ihr gemeinsame Arbeiten durchführen.

FREIZEIT - FREUDE - FERTIGKEIT

Meine Freude, die entsprechende Fühligkeit zu besitzen und damit arbeiten zu können, erlaubte mir mit den Mutungen eine besondere Form der »Freizeitgestaltung«. Freilich war es mir stets unangenehm, ja peinlich, beim Muten von den umgebenden fremden Leuten beobachtet zu werden. Darum ging ich dazu über, in aller Ruhe in Kirchen oder an »Kraftplätzen« zu muten, wenn dort wenig Unruhe herrschte. In solchen Bereichen tritt nämlich oftmals ein interessantes körperlich-emotionales Empfinden auf. Dies kann ein Kribbeln im Bauch sein, es mag sich eine Gänsehaut zeigen oder Sie merken eine Veränderung des Herzschlages. Immer wieder ist ein wohliges Gefühl im ganzen Leib zu verspüren. Ich bin mir sicher, dass Sie unbewusst schon solche »Begebenheiten« erfahren haben. Abschreckend hingegen war für mich das theatralische Auftreten mancher Rutengeher bzw. Pendler, welche vor lauter »Energieempfinden«, wie sie dies nannten, wahre Luftsprünge oder körperliche Verdrehungen vollbrachten. An solchen außergewöhnlichen Plätzen gibt es gewiss besondere »vegetative Signale«, wie ich es gerne bezeichne, aber nach Show bei Mutungen stand mir nie der Sinn.

Orte zu dokumentieren, an denen unser Nervensystem wie angedeutet intensiv Signale erfährt, und sie anschließend mit den Ergebnissen anderer Rutengeher zu vergleichen wurde mir zur Passion, insbesondere dann, wenn ich über deren Aussagen meine Mutungen bestätigt erhielt. Begeistert hat mich immer wieder die hohe Übereinstimmung von Mutungsergebnissen, bei welchen die eigenen Mutungen der/dem anderen nicht bekannt waren. Immer wieder, aber in selteneren Fällen, konnte keine Übereinstimmung festgestellt werden. Bei der genauen Rückfrage »Wonach mutest du?« ließ sich mancher Irrtum oder eine Fehlinterpretation klären. Wesentlich und wichtig ist die Dokumentation, denn nur so kann verglichen werden. Dies empfehle ich allen Personen, die gewissenhaft arbeiten wollen.

WERT DER DOKUMENTATION UND GEGENSEITIGER PRÜFUNG

Meine Arbeiten zu den verschiedensten Mutungen hielt ich zeichnerisch fest. Es waren viele Übungen in freier Natur, in Kirchen und über anderen bemerkenswerten Bereichen wie bei Blitzbäumen, Ameisenhaufen, Wildwechselzonen oder Stellen mit Wachstumsanomalien von Pflanzen und Bäumen. Eines Tages, an einem Nachmittag im Juli 1992, war ich mit dem Auto zu Krankenbesuchen unterwegs.

Dabei hörte ich zufällig im Radio Salzburg eine Sendung über das Thema Gesundheit und Radiästhesie mit Käthe Bachler. Was hier an Erfahrung weitergegeben wurde, stimmte weitgehend mit meinem bisher erarbeiteten Wissen und Können auf dem Gebiet der Radiästhesie überein. Das erwähnte Buch dieser Radiästhetin hatte mich schon sehr »geprägt« und bei meiner radiästhetischen Arbeit emotional immens aufgebaut.

Ein Versuch, als Anrufer in die Sendung zu kommen, hatte Erfolg. Über Radio Salzburg tauschten Frau Bachler und ich »Gemeinsamkeiten« aus. Bald darauf konnte ich mit der Radiästhetin einen Termin zum persönlichen Kennenlernen arrangieren. Damals wusste ich noch nicht, dass Käthe Bachler in Abtenau wohnt. Wir vereinbarten, uns in Scheffau zu treffen, dort sollte sie nämlich ein Grundstück radiästhetisch beurteilen. Nach ihren Vorgaben habe ich gemutet und die Befunde entsprechend dokumentiert. Bei meiner Arbeit war Frau Bachler nicht unmittelbar zugegen, um keine gegenseitige Beeinflussung zu provozieren. Anschließend hat sie selbst gemutet und ihre Erkenntnisse mit meiner Zeichnung verglichen. Das Ergebnis war identisch, meine Freude darüber groß, ebenso mein Stolz. Dieser Erfolg bestärkte wiederum meinen Arbeitseifer. In nächster Zeit ergaben sich verschiedene gemeinsame Wohnungsmutungen, welche gleichfalls das erhoffte Ergebnis der Übereinstimmung brachten.

DER PFAD ZUR DIREKTSUCHE DES »NEUTRALEN PLATZES« – EINE WERTVOLLE OPTION

Ein Hinweis in Bachlers Büchlein »Der gute Platz« mit der Empfehlung zur Direktsuche des »guten Platzes« war eine Arbeitsoption für mich. Es blieb also bei der Empfehlung zu dieser radiästhetischen Arbeitstechnik und ich mutete die Reizzonen weiter in meiner gewohnten Art: Der Suche nach Signalen von Wasseradern, Curry- bzw. Hartmanngittern, insbesondere deren Kreuzungspunkten, und möglichen Verwerfungen (= Verschiebung der Erdkruste), welche einen ungünstigen Einfluss auf uns Menschen bewirken könnten, folgen exakte Zeichnungen der vorhandenen Reizstreifen. Anschließend wird die Empfehlung ausgesprochen, den Standort zu ändern bzw. zu verlassen oder aber zur Benützung freigegeben.

Die gewissenhafte Mutung beanspruchte viel Zeit, inklusive zeichnerischer Dokumentation. Bei späteren vergleichenden Arbeiten mit Käthe Bachler forderte sie mich einmal auf, doch jetzt die Direktsuche des »guten Platzes« vorzunehmen. Damit meint sie einen Bereich ohne feststellbare radiästhetische »Signale«. Ich persönlich bezeichne derartige Standorte als »neutral« – dazu aber später mehr. Vorausgegangen war ein Gespräch zwischen uns über die zeitliche Belastung, den körperlichen und emotionalen Kraftaufwand bei den Mutungen. Da meinte die Radiästhetin, ich hätte doch genügend Mutungserfahrung und sie habe in letzter Zeit immer wieder erfahrene Rutengeher/Pendler in dieser Technik unterwiesen. Gesagt, getan. Käthe Bachler erklärte mir diese Peiltechnik, ihre Arbeit (Mutung) der Direktsuche des »guten Platzes«. Ich arbeite ja durchwegs mit der Rute als Hilfsinstrument – ihr Anzeigeinstrument hingegen ist das Pendel. Im Grunde ist das Mutungsinstrument egal, denn der Mutende selbst bildet das Messinstrument, während die Rute oder das Pendel lediglich das Anzeigegerät, eine Anzeigehilfe darstellt.

Der wertvolle Gesichtspunkt bei der Direktsuche besteht darin, nicht mehr bzw. nicht nur das negative, das krankmachende Agens zu suchen, sondern das positive. Für Radiästheten kann ein ständiges Suchen nach Negativem tatsächlich eine beträchtliche Belastung darstellen. »Diese Arbeitsform wird für dich eine echte Hilfe sein«, gab sich Bachler überzeugt. Ich bin ihr bis heute unendlich dankbar für ihren Ratschlag, vor allem aber für ihre Hilfe, Prüfungen und Unterweisungen. Sie ist zwar eine sehr zarte Frau, doch ihr Wille und ihre Überzeugungskraft sind phänomenal.

Anfänglich stand des Öfteren gegenseitiges Überprüfen von Mutungen auf dem Plan. So haben wir beide wieder unabhängig, ohne

Beisein des anderen, die Standorte gemutet und dann miteinander verglichen. Wiederum ergab sich bei mir eine optimale Übereinstimmung mit meiner Lehrerin, was mich in meinem Selbstvertrauen weiter bestärkte.

Bei der radiästhetischen Arbeit offenbart sich für mich auf wunderbare Weise die Verbindung zur Natur, indem ich die vielen Eigenheiten des Wachstums beobachte und davon Rückschlüsse auf das Gesundheitsgeschehen von uns Menschen ableite. Der Einfluss bzw. die Informationen jener Wirkkräfte nehmen mich regelrecht gefangen.

ORTE UND ZEITEN

Für uns Menschen gibt es Orte und Zeiten, die in uns eine besondere emotionale Empfindung erzeugen: Zeitpunkte, welche sich in uns einprägen, Bereiche in der Natur, an denen wir uns wohlfühlen oder wo ein Missempfinden in uns entsteht. Mit Sicherheit waren Sie schon an gewissen Stellen, wo Sie am liebsten bleiben wollten, da sich dort körperlich ein herrliches Wohlbefinden zeigte. Hier haben Sie von der Natur ein Signal erhalten und empfangen, welches offensichtlich über unser nervliches »Steuersystem« diesen angenehmen, euphorisch machenden Zustand erzeugen konnte. Ob Wohlfühlbotenstoffe innerhalb des vegetativen Nervensystems wirksam werden oder diese Signale irgendwo in unserem Stammhirn Informationen auslösen, sei vorerst dahingestellt. Möglich wäre auch, dass beim Verweilen an solchen Orten bei Ihnen eher angstbetonte, ja sogar bedrohliche Gefühlsregungen entstanden sind. Diese Zustände könnten wir vielleicht

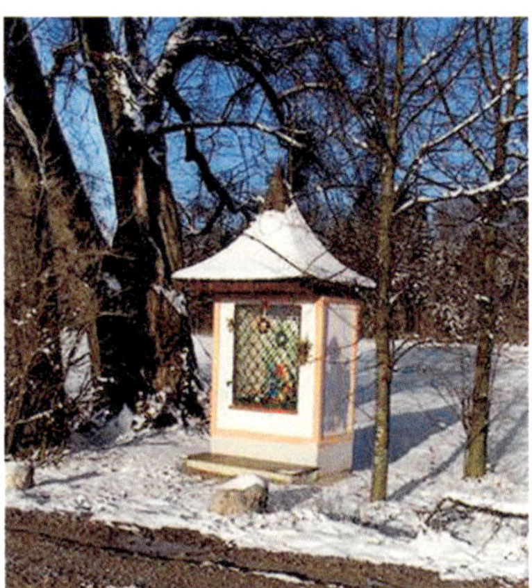

Kult – Kraftplatz

Intuition nennen – oder einfach ein Lebensgefühl, hervorgerufen durch Signale aus der Erde oder dem Kosmos, aus unserer Umwelt.

Derartige Orte in der Natur wurden immer wieder beschrieben. Sie sind ersehnte Wohnbereiche oder Kultplätze, Heilstellen oder einfach im Positiven gesehen Wohlfühlbereiche. Diesem *Genius Loci* – Geist des Ortes – werden wir in einzelnen Kapiteln des Buches noch öfter begegnen, sei es bei geschichtlichen Betrachtungen oder aus »aktuellem Anlass«. Die Wirkkraft eines solchen Ortes, jenes »geheimnisvolle« Geschehen, wo bestimmte Grenzen zum Unbewussten und dennoch Gefühltem aufgehoben werden, möchte ich aufzeigen.

Immer wieder haben Menschen gewisse Naturbereiche, Plätze an heilbringenden Quellen oder auf für sie heiligen Bergen angenommen und hier ihre Kulthandlungen vollzogen. Nicht ohne Grund gelten besondere Berge oder Landschaften als magisch, heilig oder verehrenswert. Regionale Kulte (Rituale) sind verborgen oder offensichtlich noch erlebbar als »Relikte«, ich möchte sagen, sie sind das emotionale Erbgut vergangener Generationen. Ein besonderes Beispiel dazu ist das Hundstoa-Ranggeln, das alljährlich zu Jakobi (25. Juli) am Hundstein, dieser wunderbaren Naturarena inmitten der Pinzgauer Grasberge, stattfindet. Dies ist eine dem Ringen und/oder Judo ähnliche, nach strengen Regeln ablaufende Kraftsportart. Durch die vorhandene »Informationskraft« an die Menschen sind solche Bereiche gezielt ausgewiesen bzw. aufgezeigt worden, um Kraft zu erfahren und auch aufzunehmen oder dort Kulthandlungen

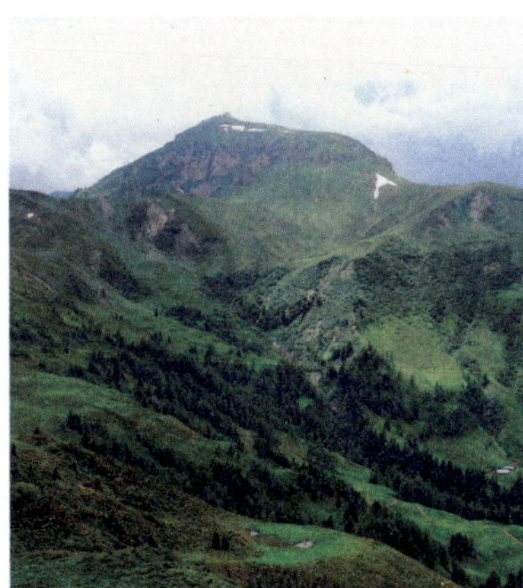

Hundstein

auszuführen. Ein für mich außergewöhnlicher Bereich ist in Schönfeld im Lungau in der Nähe der Josefskapelle zu finden, eine nahezu kreisrunde Stelle mit anderer Vegetation. Der legendäre Priester Valentin Pfeifenberger, der »Bischof« vom Lungau, hat mich auf diesen Kultplatz aufmerksam gemacht. Er verriet mir, dass es sich dabei um einen Ort handeln würde, an dem zu früheren Zeiten Kulthandlungen stattgefunden hätten. Die radiästhetischen Signale über »Wasserzonen« sind hier, wie an Kultplätzen allgemein, besonders interessant zu erleben.

Derartige »Kraftplätze« werden für Bitte und Danksagung als Wallfahrtsorte aufgesucht. Von der naturgegebenen »Energiesituation« her handelt es sich um Bereiche, wo man sich dem Göttlich-Geheimnisvollen emotional, aber auch körperlich näher fühlt als anderswo. Jene »heiligen« oder »energiereichen« Standorte werden volkstümlich, insbesondere von fühligen Personen, als Kultplätze bezeichnet. Weltweit wurden heilige, kraftspendende Plätze als Schutz gegen mögliche Entweihungen mit Steinkreisen »fixiert«. So gestaltete Steinsetzungen können zusätzlich astronomische oder kalendarische Bedeutung haben. Heilige Pfade verbinden oftmals diese Stellen. Als »Leitkraft« und Signalgeber finden sich Informationen aus der Erde kommend, welche unser »Innerstes« berühren. Ein in uns verborgenes Sensorium neurophysiologischer/neuropsychologischer Art lässt uns diese Kräfte an jenen Bereichen erfahren.

Sollten sich bei Ihnen an solchen Standorten die soeben beschriebenen Empfindungen einstellen, haben Sie gewiss keinen »Knacks«, der behandlungsnotwendig ist. Nein, Sie fühlen sich als ein Teil in der Natur. Offensichtlich besteht Harmonie, ein Einklang zwischen jenem Ort und Ihnen, und Sie selbst sind ein Teil dieses Genius Loci. Problematisch wird die Situation allerdings dann, wenn Menschen vor lauter »Wissen« um die Pendelkunst und Rutengeherei wahre Wunder aufzeigen und vorgeben, alles Geschehen und Sein interpretieren zu können.

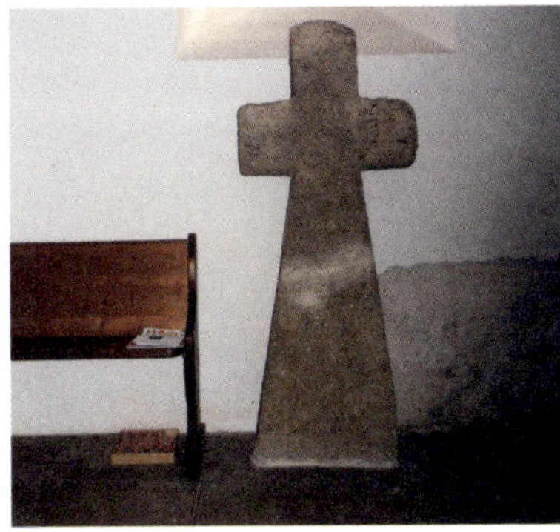

Kraftplatz Turmeingang der Kirche Siezenheim

Dazu ein aktuelles »Erfahren« eines offensichtlichen Kraftplatzes, zumindest des Einflusses einer »Informationserfahrung« aus der Natur: Zusammen mit einem Freund, Bildhauer von Beruf, mit dem ich bei unseren Berg- und Wandertouren oft über Kraftplätze und radiästhetische Eigenheiten in der Natur spreche, besuchte ich einmal die Kirche von Siezenheim bei Salzburg. Eigentlich wollte ich meinem Begleiter bloß ein besonderes steinernes Kreuz im Eingangsbereich des Sakralbaus zeigen. Am Turm, wo sich der Zugang in den Kirchenraum befindet, setzte sich Norbert auf eine kleine Bank neben dem alten Steinkreuz nieder. Hier wollte er bleiben, denn er stellte fest: »Da ist ein Ort, der hält mich fest, und ich fühle mich unglaublich wohl, so etwas habe ich noch nie so intensiv gefühlt!« Dieses Erlebnis war für ihn ein erstmaliges, bewusstes und intensives Erfahren und Erfühlen eines Kraftplatzes überhaupt. Das konnte oder wollte er vorher noch nie solcherart empfinden.

BEOBACHTUNG EIGENER »EMOTIONEN«

Mein subjektives Erleben und Erfahren verschiedenster Körperempfindungen durchwegs angenehmer Art ist mir selbst bei meinen Wanderungen ein wunderbarer Begleiter. Immer wieder stellt sich diese »Harmonie« mit der Umgebung ein und beweist auch, wie viele wohltuende Standorte oder Wege existieren. Wenn ich mir die ausgesprochenen Emotionen oder die Bewegungsmuster (»hier könnten wir bleiben, rasten, etwas singen – einen feierlichen Jodler vielleicht«) von Begleitpersonen anhöre, welche ich bewusst nicht beeinflusse, empfinde ich Dankbarkeit, diese naturgegebenen »Dinge« gemeinsam zu erfahren.

Mit Sicherheit kennen Sie selbst ähnliche Empfindungen und Beobachtungen, sobald Sie sich in einem Park aufhalten oder einen Wald durchwandern. Bereiche mit besonders ansprechender Vegetation, oft mit hohem Alter der Bäume oder außerordentlicher Stärke des Baumumfanges und der Wachstumshöhe, nehmen uns gefühlsmäßig gefangen und bringen Ruhe in unser Gemüt. Wir fühlen uns wohl und erholen uns. Diese Verbindung der Wurzeln eines Baumes über den Stamm mit den ausladenden Ästen und allem, was darin abläuft, ist ein kleines Universum. Möglicherweise stellen Sie zusätzlich fest, dass gewisse Bäume Sie mehr »berühren« als andere. Denken Sie daran, wie eine Baumgruppe oder ein einzelner Baum Sie angezogen hat und welche Gefühle dabei entstanden sind. Lassen Sie immer wieder solche Empfindungen an sich herankommen und freuen Sie sich über diese »Verbindung«, bei welcher uns bewusst werden kann, wie Mensch und Natur zusammen klingen, harmonieren.

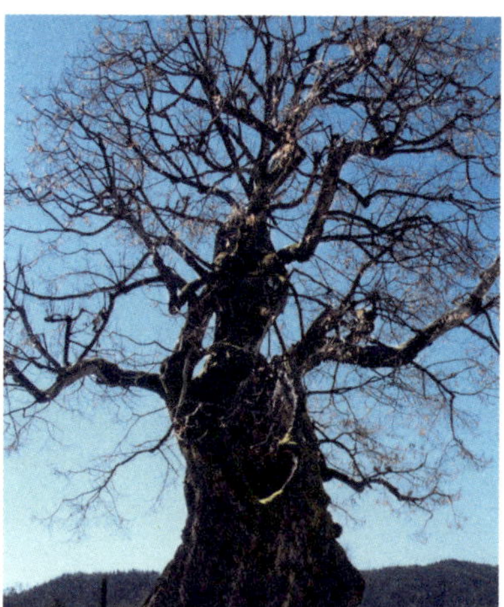

Erdverbunden

Ein chinesisches Sprichwort sagt: »Wenn du traurig bist, umarme eine Birke.« Ein treffender Hinweis darauf, wie unsere Gefühle durch Bäume mitbeeinflusst werden: nicht messbar, aber fühlbar. Nicht umsonst stand im Zentrum eines Dorfes oft eine Linde oder Buche als »Signalgeber«. Dies diente nicht nur zur Zierde, sondern entstand aus dem (verborgenen) Wissen um deren »Informationsqualitäten« an uns Menschen. Bei manchen

Häusern oder Bauernhöfen wächst ein Hausbaum, welcher wie eine Energiequelle für die Umgebung genutzt und auch entsprechend verehrt wird. Eine Bank bei diesen Bäumen wird als Erholungsplatz empfunden und vermag unsere inneren Regungen deutlich zu beeinflussen. Ebenso werden wir im Park oder im Wald Bäume mit »gestörten« Wuchseigenheiten finden, während kräftige Baumreihen auf radiästhetisch »störungsfreie« Bereiche hinweisen. Betrachten, ja erfühlen Sie solche Bereiche ganz bewusst – und dies vielleicht über alle vier Jahreszeiten hinweg. So könnten Bäume Freunde und Helfer der Menschen werden.

Während meiner ärztlichen Tätigkeit habe ich deprimierten Patienten als wirksames Heilmittel häufig empfohlen, Wanderungen zu machen. In manchen Fällen taten wir dies gemeinsam und konnten dabei durch Gespräch, Bewegung und Wirkkraft der Natur einen Ausgleich in Geist und Körper bringen. Natur und deren »Produkte« sind für mich eine mächtige Hilfsmöglichkeit. Apropos Bäume als Helfer: Das japanische »Shinrin Yoku« – übersetzt etwa »Waldbaden, Waldtherapie« – ist eine alte Vorsorge oder Therapieoption. Und sich im Wald zu bewegen und die Kräfte desselben aufzunehmen ist auch bei uns kein unbekanntes Geschehen. Dabei werden Bereiche mit besonderen geomantischen Gegebenheiten zusätzlich benützt. In seinem wunderbaren Buch »Kraftplatz Garten« beschreibt Peter Fischer-Colbrie nach seinen Beobachtungen nicht nur Auffälligkeiten im Pflanzenwachstum in den österreichischen Bundesgärten in Wien, sondern auch unerklärliches Besucherverhalten daselbst. Die »unsichtbaren Kräfte« sind hier dokumentiert und zeigen offensichtlich Phänomene auf, welche mit offenen Augen beobachtet und von Radiästheten gemutet werden können.

Das aktive und auch passive Naturerleben könnte für jeden Menschen ein bedeutendes Wohlfühlinstrument und Lebenselixier sein. »Luft und Bewegung sind die eigentlichen Sanitätsräte!«, wusste schon der preußische Schriftsteller Theodor Fontane. Sich hinaus in die Natur zu begeben und bei Spaziergängen, beim Wandern oder Bergsteigen ihre paradiesische Schönheit zu erfassen stellt ein vorzügliches Training für einen gesunden Körper und einen frischen Geist dar.

Kapitel 2

WO SIND DIE WURZELN ZU »GRENZWISSENSCHAFTEN«?

ERFAHRUNGSWISSENSCHAFT UND DICHTUNG – STAUNENSWERTE ERGEBNISSE

Die *Radiästhesie*, insbesondere die ehrliche Deutung der Kräfte aus der Erde bzw. dem Universum, und die *Geomantie* sind tatsächlich ein beachtenswertes menschliches Kulturgut. Zeitgeber aus der Natur, z. B. Bruder Mond oder Schwester Sonne, wie Franziskus sie in seinem »Sonnengesang« preist, sind sichtbare und für viele Personen auch fühlbare Instrumente der Natur. Zum Thema Mond und Mondkalender wird aber zu viel geschrieben und fantasiert. Gewiss, dieses naturgegebene »Informationsinstrument« zeigt manches an und auf. In den »modernen« Mondkalendern ist aber zu beobachten, dass sich die Handlungsbereiche verändern. Stand früher die Landwirtschaft, das Wetter oder die Medizin im Vordergrund, sind dies heute besonders Wellness, Körperpflege und Reiseempfehlungen. In den »Mondkalendern« unserer Zeit wird viel frei Erfundenes (»von den Großeltern wurde überliefert ...«) berichtet und dieses »Wissen« gewinnträchtig vermarktet. Als Nebenwirkung wird dann tatsächlich gutes Gedeihen von Pflanzen, etwa durch regelmäßig durchgeführtes Gießen, erreicht. Eine liebe Bekannte ist daher felsenfest von der Wertigkeit der Mondkalenderempfehlungen überzeugt. Vorher hat sie die Blumen gegossen, wenn diese schon sichtbar um Hilfe schrien, heute wird sie über den Mondkalender instrumentalisiert – und sie handelt danach. Sie gießt jetzt regelmäßig, nicht nach Zeichen (Sternzeichen), sondern weil Voll- oder Neumond ist. Somit bringt die regelmäßige Betreuung im Pflanzenreich Erfolg und Wirkung. Das mag ein Beispiel dafür sein, wie Informationen für uns »Normalverbraucher« zu Wahrheit, ja nahezu zu einem Glaubenssatz umfunktioniert werden.

Bei der Suche nach tatsächlichen Quellen der Überlieferung bestimmter Anschauungen und Empfehlungen ist am Ende kaum sichere Substanz gegeben. Es verwundert nicht, dass manchmal die Grenze zu »Erfundenem« und »Erfahrbarem« für uns Anwender verschwommen und vage bleibt. Häufig erzähltes und medial geschickt aufbereitetes Geschehen muss deshalb nicht »Wahrheit« sein. So kann in einem Artikel in der Zeitschrift »Skeptiker« (2/2007) gelesen werden: »Das in den heutigen Mondkalendern vermittelte ‚Wissen' ist kein uraltes, empirisches Bauernwissen, wie in den Kalendern zur Legitimation der Regeln behauptet wird. Vielmehr sind es die Versatzstücke ehemals elitekultureller Welterklärungssysteme, die mehrmals aus dem jeweiligen Zusammenhang genommen und neu kontextualisiert wurden. Das Interpretament der ‚lebendigen Bauernweisheit' entstand im 19. Jahrhundert und wird im 20. Jahrhundert als Etikettierung höchst moderner Erscheinungen verwendet.«

Die Entstehung und Vermarktung von sogenannten Mondkalendern bearbeitet Helmut Groschwitz in seiner Regensburger Dissertation »Mondzeiten – zu Genese und Praxis moderner Mondkalender« (2005). Hier wird, aus meiner Sicht wissenschaftlich begründet und aufwendig recherchiert, ein Geschäftszweig »moderner« Naturwissenschaft aufgezeigt. Ich erwähne dies, da auch auf dem Gebiet der Radiästhesie vieles erdichtet oder abgeschrieben wird, allerdings eine tatsächlich Jahrtausende alte seriöse Überlieferung besteht und Anwendungen vorhanden sind. Diese »materialisierte« und damit dokumentierte Anwendung sind u.a. Bauten, Wege oder Steinsetzungen, welche nach naturgegebenen »Informationen« errichtet wurden.

Amüsant ist auch die Geschichte des »keltischen Baumhoroskops«, wo aus dem Buch »The White Godness« (1948) von Robert Graves geschöpft wurde, um dann in Kombination mit Artikeln der französischen Journalistin Paula Delsol ein Horoskop-Kompendium für ein französisches Magazin zu erstellen, wobei behauptet wurde, dieses Wissen sei von »alten Kulturen« übernommen worden. Im Rahmen eines Urheberrechtsstreites stellte der Deutsche Bundesgerichtshof schließlich fest, dass das »keltische Baumhoroskop« in seiner deutschen Ausgabe aus einer Übersetzung eines polnischen Gartenkalenders stamme und keinerlei weitere geschichtliche Substanz bestehe. Dies führe ich als Beispiel an, wie wir mancher Gläubigkeit oder Ideologie anhängen, die Wurzel dazu eigentlich nicht vorhanden ist und dennoch von vielen Menschen als Richtschnur betrachtet wird.

Dass auch Holzqualitäten je nach »Monderntezeit« und Jahreszeiten verschieden sind, können Fachleute wie Walter Mooslechner, besonders aber der Unternehmer und Buchautor Erwin Thoma tatsächlich beweisen. Der wissenschaftliche Beweis und die entsprechende Erklärung zu den daraus folgenden idealen Holzfällzeitpunkten, bezogen auf die richtige Mondphase, wurden an der ETH Zürich von Professor Ernst Zürcher in Form eines langjährigen Forschungsprojektes erbracht. Anders als die tellurischen (= aus der Erde kommenden) bzw. kosmischen Kräfte, mit denen sich die Radiästhesie und Geomantie beschäftigen, ist Holz allerdings ein greifbares, fassbares Produkt der Natur – messbar, wägbar und es lässt sich wie angeführt labortechnisch untersuchen.

☞ *Wirkung und Nebenwirkung:*
An dieser Stelle möchte ich auf die Gefahren zu Informationen der Grenzwissenschaften - und da gehört auch absolut das Gebiet Radiästhesie/Geomantie dazu - aufmerksam machen. Wenn ich sehe, welche »Wunderdinge« an Auskünften und auch an Geräten an den Mann und an die Frau gebracht werden, wenn esoterischer, teuer vermarkteter Unsinn, oftmals aus Unwissenheit, aber auch als Ergebnis findiger Verkaufspraktiken und Geschäftsinteressen angeboten wird und Kunden aus manch vorhandener krankheitsbedingter Notsituation hohe Geldbeträge »investieren«, bricht heiliger Zorn in mir aus. Regelrecht wütend kann ich innerlich werden, und des Öfteren artikuliere ich es auch deutlich, wenn gesundheitliche Probleme Hilfesuchender ausgenützt werden. Als Arzt und Radiästhet wurde ich oft erst in »späterer Instanz« zu Mutungen gebeten, da laut Auskunft der Betroffenen »radiästhetisch untersucht und gemessen worden war«, jedoch trotz teurer »Abschirmmaßnahmen« propagierte »Ergebnisse« nicht eintraten. Hier wurden mir dann manche »Wunderinstrumente« gezeigt, welche das Heil bringen sollten. Und wenn ich denke, welche Provisionen manche Firmen ausloben würden, sollte ich deren »Geräte« verkaufen - da wird mir eng im Hals.

Situationen, wie nachfolgend geschildert, sind leider kein Einzelfall: Ein Vertreter und, so die Selbstbezeichnung, »erfahrener Rutengeher« kommt unangemeldet ins Haus, weil er »schon von außen sehen« könne, dass es hier gesundheitliche Probleme gebe, insbesondere Erkrankungen mit Gelenks- und Wirbelsäulenbeschwerden. Er könne die »Störfelder messen« und dann eine entsprechende Abschirmung anbieten«. Die Verwunderung der Hausbewohner, dass jemand ihr Leiden schon von Ferne spüren und den Gefahrenherd erkennen könne, ist groß - doch die Überrumpelung verfehlt ihre Wirkung nicht. Tatsächlich erstellt der »Fachmann« goldrichtig eine Diagnose und ganz sicher findet er den krankmachenden Platz (es kann nur der Schlafplatz sein!). Zur Lösung des Problems empfiehlt er eine dafür passende Abschirmgerätschaft, die er vor Ort »testet«, um festzustellen, ob sie auch richtig sei.

Vorsicht geboten ist auch bei Gerätevorführungen, wo die statische Aufladung über einer auf den Schlafplatz gelegten Matte gemessen, diese anschließend geerdet wird und die »krankmachende Störung« plötzlich verschwunden ist.

Aus meiner Sicht handelt es sich bei Aktionen wie diesen um gnadenlose Abzocke. Vor solchen »Fähigkeiten« und Verkaufsmethoden möchte ich Sie eindringlich warnen, denn hier werden auch Grenzen zu »gesunden Geschäften« erreicht oder sogar überschritten.

UNTERSCHIEDLICHE WEGE UND ANSICHTEN

Eine Wurzel zu so mancher Unvernunft bei diesen oder ähnlichen »Geschäftsmodellen« mag auch darin liegen, dass wir in der Schulmedizin hauptsächlich einen Feind mit entsprechenden »Anti-Mitteln« angehen, hingegen kaum ein »Pro-Mittel« angeführt wird. Bei vielen Krankheitszuständen behandeln wir (nur) die Symptome des Geschehens, ohne die direkte Ursache derselben anzugehen. *Allopathie* ist dafür der Fachausdruck, sie setzt Gegenmittel zur Behandlung einzelner Symptome einer Krankheit ein. Ein Beispiel: Jemand erleidet eine Gallenblasenkolik und erhält ein krampflösendes Schmerzmittel. Daraufhin vermindert sich der Schmerz, die Ursache aber ist ein Gallenstein, welcher sich irgendwo im Gallengangsbereich als Hindernis darstellt und eigentlich entfernt werden müsste.

Technik setzen wir in der modernen Medizin ja reichlich ein und in vielem kann der medizinische Nutzen nicht hoch genug eingeschätzt werden. Aber Technik alleine reicht nicht. Wir sollten uns fragen, welche Untersuchungskette bei der Diagnosestellung abläuft und welche apparativen Möglichkeiten vorhanden sind. Einen Menschen körperlich zu berühren, sein Gemüt zu verstehen, den ganzen Menschen zu erfassen vermag oft mehr zu bewirken als viele medizinische Gerätschaften zusammen. Unweigerlich entsteht dabei das durch die Werbung bestärkte Denkmodell, dass in allen Problemfällen lediglich ein bestimmtes Produkt zu erwerben sei, welches gerade (m)ein Problem beheben wird. Hier ist der Gedanke zu *Vorsorge* und *Gesunderhaltung* oft mangelhaft vorhanden. Wir überlegen, leider falsch, dass gegen jegliches Krankheitsproblem sowieso ein Produkt existiere, welches dabei helfen werde, die Anzeichen einer Krankheit (Symptome) zum Verschwinden zu bringen. Um gesundheitliches Wohlbefinden zu erlangen, müssen wir im Sinne der Salutogenese die Vorsorge für die Gesundheit bzw. Gesunderhaltung unseres Organismus *aktiv* leben. Seriöse Information aus gesundheitserzieherischer und ärztlicher Sicht ist daher immer in den Vordergrund zu stellen. Ganzheitsmedizinisch gedacht, also auf den einzelnen Menschen gemünzt, muss Medizin mehr sein als nur reine, angewandte Naturwissenschaft.

Kehren wir von diesem Gedankenausflug in die Bereiche medizinischer Ethik zurück zu Wissen, Geschehnissen und moralischen Aspekten in der Radiästhesie. Die Natur sendet Signale, die einen ständigen Informationseinfluss auf unser Vegetativum und damit auf alle Zellfunktionen unseres Organismus ausüben. Das »vegetative Nervensystem« (Steuernervensystem = Vegetativum) arbeitet ständig und unbewusst, im Gegensatz zu unserem motorischen (Muskelbewegungen) oder sensorischen Nervensystem, über welches wir unsere Wahrnehmungen verarbeiten.

Im Zusammenhang mit Geopathie und Geobiologie bewege ich mich hier erneut an der schmalen Grenze zwischen Beobachtbarem und Dokumentierbarem und – jetzt kommt die für mich als Arzt und Radiästhet bedauerliche Mitteilung – nicht messbaren Informationen an dieses Steuernervensystem. Unser Körper erlebt auch Signale aus der Atmosphäre wie Wetterfühligkeit bzw. -empfindlichkeit, Symptome, welche teilweise biophysikalisch erklärbar sind. Das impulshafte Auftreten elektromagnetischer Wellen natürlichen Ursprungs innerhalb der Erdatmosphäre, den *Spherics*, aber auch Veränderungen des Luftdrucks bei Durchgängen von Wetterfronten lassen sich physikalisch messen – nicht hingegen die angeführte Wirkung an Mensch, Tier oder Pflanze. Körperliche Schwierigkeiten bei Frontendurchgängen von kalter oder warmer Strömung sind unterschiedlich vorhanden. Sie vermögen manche Personen anzuspornen, andere aber verfallen dadurch in Müdigkeit oder Gereiztheit. Tiere und Pflanzen reagieren darauf ebenso mit unterschiedlichen Verhaltensmustern. Aus deren Beobachtung entstanden verschiedenste »Bauernregeln«.

GRENZBEREICHE, WELCHE UNS BEGEISTERN – JEDOCH NICHT IMMER MESSBAR SIND

Feinstofflichkeit, Ganzheitlichkeit, Quantenmedizin, Raumenergien und viele weitere »Begriffe« aus esoterisch-medizinischer Literatur schwirren herum, doch *was* davon kann ich ernst nehmen? Wie hängen diese Aspekte mit der Parawissenschaft Radiästhesie zusammen? Für mich ergibt sich immer wieder die Frage: Wo liegt hier die Grenze zum Fabulieren (und als wissenschaftlich denkender Arzt zu gewisser Lächerlichkeit), wo besteht eine Trennlinie zu reiner Spekulation? Als Homöopath arbeite ich – wie die Gegner der Homöopathie argumentieren – mit Fantasieprodukten, beispielsweise mit dem »Gedächtnis des Wassers«, in dem die »Energien« gewisser Stoffe gespeichert sind und ihre Wirkung zeigen. Jene, die solches ablehnen, finden dafür nur Worte wie »Einbildung«, »Placebo« oder »Unsinn«.

Beim Element Wasser kann ich persönlich nur ins Schwärmen kommen. Es ist für mich ein wunderbares Element und faszinierend, seine physikalischen und chemischen Eigenschaften zu betrachten. Allein das Wissen und Geschehen um die Wasserstoffbrücken finde ich spannender als jeden Science-Fiction-Roman. Letzterer ist bloße Erfindung, Ersteres dagegen eine Tatsache mit physikalischen Grundregeln und definierbaren Gesetzen. Vielleicht verstehen Sie meine emotionale Zerrissenheit zwischen der Begeisterung angesichts solcher Phänomene und der Suche nach seriöser Argumentation. Wissenschaft – Parawissenschaft – Grenzwissenschaft – Naturwissenschaft: Dies sind weite Gebiete, um den Geist zu fordern.

Keinesfalls glaube ich im Zusammenhang mit der Radiästhesie an einen der Physik unbekannten, geheimnisvollen Wirkstoff, welcher gleichsam nur einzelnen auserwählten Menschen zur Verfügung stünde und tatsächlich bei esoterischen Seminaren zu erwerben wäre. Um zu solchen Themen sprechen und ebenso seriös dazu argumentieren zu können, habe ich mich oftmals unter Pseudonymen zu manchem Seminar oder Kurs angemeldet. Ich wollte einfach erleben, wie Wunder geschehen und wie solche verkauft werden. Wenn ich daran denke, welche Beträge für manche »Kanalöffnung« zu entrichten wären, komme ich aus dem Staunen nicht heraus. Unter diesen Kanälen wird die besondere Verbindung zu höheren Wesenheiten oder geheimnisvollen Kraftquellen verstanden und propagiert. Aber wo Nachfrage, da Geschäft – und diese Geschäfte laufen.

Doch zurück zu der Frage nach den Grenzen. Die »radiästhetischen Informationen« sind physikalisch (noch) unsichtbar, nicht direkt messbar. Somit kann wissenschaftlich richtig ausgedrückt nie von einem Messen von Erd- oder Wasserstrahlen gesprochen werden. Darum wird die Arbeit mit der Rute bzw. dem Pendel als *Muten* bezeichnet. Die physikalische Wissenschaft hat uns dabei noch keine Lösung gebracht. Dennoch, alle Atome sind in Bewegung, haben einen gewissen Spin, und alles in der Schöpfung – ob Natur, Universum oder Multiversen – ist letztlich miteinander verbunden. Dies stellt ein spannendes und zugleich höchst sensibles Geschehen dar. Daraus entsteht bei mir die positive Erwartungshaltung, dass über irgendwelche noch verborgenen Wege oder doch durch die »einfache« Physik irgendwann einmal eine Erklärung für radiästhetisches Geschehen gefunden werden wird.

Ungeachtet der Tatsache, dass eine noch nicht definierbare Form von »Energie« zweifellos vorhanden ist und das Geschehen der radiästhetischen Phänomene bewirkt, jedoch nicht fühlbar wie die Schwerkraft oder sichtbar wie das Licht in gewissen Frequenzen ist, will ich versuchen, die von Radiästheten unabhängig voneinander wiederholt mutbaren, also in der Natur offensichtlich vorhandenen Reizzonen und deren biologische Wirksamkeit zu erläutern. Ist doch das Universum aus reiner Energie entstanden und enthält so unheimlich viel Nicht-Sichtbares und Sichtbares. Der Energieerhaltungssatz gilt im gesamten Kosmos und er besagt: »In einem abgeschlossenen System ist die Summe aller Energien konstant. Die Gesamtenergie bleibt erhalten.«

Es wäre spannend zu wissen, welche Form der »Energie« es ist, die den Radiästheten, den mutenden Menschen beeinflusst, ebenso die Tiere oder das Wachstum der Pflanzen in der Weite der Natur. Derzeit haben wir Radiästheten noch beträchtliche Probleme, insbesondere methodischer Art, die vorhandenen Erfahrungen theoretisch oder messtechnisch darzustellen. Wir sind (noch) nicht imstande, jene Erscheinungen rein physikalisch, elektrophysiologisch, biologisch-chemisch zu erklären. Das große Hindernis bildet gewiss das »Instrument Mensch«, welches den »Hauptakteur« in diesem Geschehen darstellt. Jeder radiästhetisch Arbeitende ist als »Einzelstück« oder – hier nütze ich wiederum ein Beispiel aus der Physik – als »neurobiologische Struktur« in einen Schaltkreis eingebunden. Er agiert gleichsam als ein »menschliches Messinstrument«. Dabei muss beachtet werden, dass jedes menschliche Individuum andere Qualitäten und Eigenschaften besitzt, also ebenso nicht definierbar in seiner »Größe« und daher nicht normierbar ist.

TATSACHE UND ZWEIFEL

Wir können die Signale, welche Rutengeher aufnehmen, anzeigen, nicht jedoch direkt messen. Auf indirektem Weg lassen sich allerdings Änderungen an belastenden Bereichen darstellen und gewisse Zusammenhänge damit statistisch aufzeigen. Unsachliche Intoleranz und ebenso unsachlicher Dogmatismus sind die beiden Seiten dieser vorhandenen »(Un-)Sicherheit«. Als »Geokomiker« werden z. B. Rutengeher bezeichnet, welche bloß einer Selbsttäuschung unterliegen. Die Rute schlage nur dort aus, wo es sich der Rutler wünsche oder erwarte, nicht aber weil »Wasserstrahlen« oder »Erdstrahlen« vorhanden seien. (Über die geistig-mentale Einstellung denken wir später im Buch ausführlich nach.) Die Mutungen, heißt es, bestünden lediglich aus Zufallstreffern. Aber sind die Empfehlungen bei der Wassersuche, an einer bestimmten Stelle einen Brunnen zu schlagen oder eine Quelle zu fassen, tatsächlich bloß reine Zufallsprodukte? Freilich kann man auch Rutler und Pendler erleben, welche ihre Mutungsreaktionen bzw. Pendelergebnisse als dogmatische Aussage sehen und verteidigen. Romantisch betrachtet denke ich hier an Matthias Claudius, wo er in einer Strophe seines »Abendliedes« formuliert: »Seht ihr den Mond dort stehen? Er ist nur halb zu sehen, und ist doch rund und schön! So sind wohl manche Sachen, die wir getrost belachen, weil unsre Augen sie nicht sehn!« Der Arzt Julius Robert von Mayer (1814–1878) hat als Erster den erwähnten Energieerhaltungssatz formuliert – das ist wiederum nachprüfbare Wissenschaft und keinerlei Romantik. Diese Erkenntnis war auch zwischendurch gelegentlich umstritten, heute gibt es dazu keinen wissenschaftlichen Zweifel mehr.

Radiästhesie und Geomantie als Wissenschaft zu bezeichnen ist aufgrund fehlender Messbarkeit bislang nicht möglich. *Wissenschaft* ist das Erforschen von kausalen Zusammenhängen, welche wiederholbar und messbar sind, wo klare kausale Zusammenhänge und definierbare Gesetzmäßigkeiten zugrunde liegen. Somit kann, da ich als Arzt wissenschaftlich fundiert arbeiten möchte, nur eine Hilfsdefinition verwendet werden. Ich würde die Radiästhesie als eine »unsichtbare Wirklichkeit« deuten, welche anhand dokumentierter Erfahrungswerte seitens der Rutengeher bzw. Pendler (Mutungen) dargestellt werden kann. Diese natürlichen Energien erfahren, nützen und beachten die Radiästheten – und die Skeptiker bleiben bei ihrem Zweifel. Erfahrung, Anwendung sowie Erfolg und Misserfolg sind wohl immer die Begleiterscheinungen menschlichen Forschens.

REIZZONEN ODER BEREICHE, AN DENEN »ETWAS« GESCHIEHT

Gehen wir gedanklich wieder zurück zu »radiästhetischen Tatsachen«. Schauen wir auf Bereiche radiästhetischer Reizzonen und betrachten wir deren bewusste Nutzung durch uns Menschen. Bei den schon angesprochenen Kultplätzen habe ich bereits auf die »Qualität des Ortes« hingewiesen. Im wahrsten Sinne des Wortes materialisiert und verfestigt sind diese Kräfte beispielsweise in Kultbauten, an Pilgerstätten oder bei Wallfahrtskirchen. Aber auch einfache Orte der Stille oder Plätze für besondere Festlichkeiten liegen an Standorten, die besondere Wirkkräfte an dort verweilende Lebewesen abgeben und von ihnen gezielt benutzt oder auch unbewusst erfahren werden. Diesen Informationen bzw. deren Wirkkräften wollen wir uns von unterschiedlichen Blickwinkeln nähern. Es sollte ein gemeinsames Beobachten sein, wobei am Ende Achtung für diese Wirkkräfte der Natur entsteht.

Durch Mutungen vermag ein Rutler verschiedene Reizzonen aufzuzeigen. Er kann und soll seine Mutungsergebnisse, wenn Empfehlungen abgegeben werden, gewissenhaft dokumentieren. Keinesfalls hat er die Möglichkeit, diese durch irgendwelche Messungen direkt zu »bestätigen«. Ein sicherer Beweis einer Mutungsaussage mit tatsächlichem direkten »Nachweis« ist bei der Wassersuche gegeben. Hier materialisiert sich die Mutung dann als zu fassende Quelle oder durch das Schlagen eines Brunnens als »flüssige, vorhandene Tatsache« im Bereich einer so aufgezeigten Reizzone – und dies punktgenau.

SO BEGINNT DIE BEGEISTERUNG ZU WACHSEN

Als Arzt, der die Medizin bzw. Wissenschaft liebt und schätzt, der weiß, dass der Mensch ein biochemisch-elektrophysiologisch »funktionierendes« Wesen ist, arbeite ich trotzdem mit nicht direkt Messbarem. Meiner Grundüberzeugung entsprechend hat jeder Mensch Geist, Seele und daraus folgend Emotionen und deshalb auch ethische Verpflichtung. Folglich muss ich als Mediziner und schließlich als Therapeut den Hilfesuchenden oder den gesunden Menschen in seiner Ganzheit annehmen. Und da soll die Arbeit mit Rute oder Pendel seriös und hilfreich sein? Aus der Physiologie bzw. der Regulationsmedizin wissen wir, dass Reize, und seien sie auch noch so klein, auf das Zellgeschehen und dessen Stoffwechsel wirken. Die Überlegung, dem Organismus nicht nachteilige Informationen zu geben, sondern optimale Voraussetzungen für sein Gedeihen, Gesundheit und Wohlbefinden zu schaffen, scheint daher zentral zu sein. Den Menschen mit und ebenso durch seine Umwelt vorteilhaft zu »beeinflussen« stellt somit auch eine naturgegebene Möglichkeit dar, welche mit Erfolg angewandt werden kann und im Prinzip keine relevanten Kosten verursacht. Solche Ideen zu transportieren ist mir als radiästhetisch beeinflusster Arzt ein wichtiges Anliegen – jedoch ist dies in der Argumentation nicht immer einfach.

WIRKKRAFT - ENERGIE - TATSACHEN

Die radiästhetischen »Wirkkräfte«, welchen Ursprungs sie auch sein mögen, möchte ich am liebsten als »nichtkonventionelle Energie« oder, wie vorher schon angesprochen, »unsichtbare Wirklichkeit« bezeichnen. Diese nicht messbaren »Energien« sind in der Natur vorhanden und dort zu beobachten. Denken wir an die Veränderungen von Wachstumseigenschaften von Bäumen oder an das Gedeihen von Pflanzen. Die beobachtbaren Eigenheiten in freier Natur betreffen selbstverständlich auch Tiere und Menschen. Diese im negativen Sinne pathogene Einwirkung jener Kräfte ist uns nicht bewusst. Nach verschiedener Zeit und Intensität der Einwirkung bauen sich je nach Konstitution und Regulationsvermögen des betroffenen Lebewesens nachteilige Geschehnisse auf.

Die Beobachtung, wo sich Tiere im Freien aufhalten und welche Stellen sie zum Verweilen oder als Ruheplatz bevorzugen, kann dafür ein Lehrbeispiel sein. Hier kommt bei genauer Beobachtung deutlich zum Vorschein, dass manche Tiere – auf uns Menschen bezogen – »belastende« Plätze bevorzugen und andere die neutralen, »nicht belasteten« Standorte. In den jetzt aktuellen Laufställen kann gut beobachtet werden, wie Kühe oder Schafe bestimmte Bereiche gezielt nützen. Von Erzählungen kennen Sie die Vorliebe von Hunden, wenn sie ruhen möchten, sich an Plätzen aufzuhalten, welche für diese nicht unangenehme Signale aufweisen – im Gegenteil zu Katzen, die zur Erholung »bestrahlte« Bereiche bevorzugen. »Alte« Zimmerer berichten von Bauernhöfen, wo beobachtet wurde, an welchen Standorten sich Schweine ihren Ruheplatz suchten und sich zusammenlegten. Anhand des Wahlverhaltens der Tiere ließ sich ein günstiger Bereich bestimmen, um dort speziell die Stallzone für gesunde und fruchtbare Schweine zu schaffen.

Der ärztliche Vorsorgegedanke ist untrennbar verknüpft mit der Frage nach dem Einfluss solcher Plätze und ihrer Energien auf die Befindlichkeit oder die Gesundheit von Menschen, die sich an oder über solchen Standorten aufhalten. Die »Umgebungsenergie« hat für alle Lebewesen Bedeutung. So konnte ich selbst erleben, wie der Besitzer einer Alm einen Ameisenhaufen zu »Testzwecken« verwendete, als er auf dem Anger einen Viehunterstand errichten wollte. Die auf dem ins Auge gefassten Standort angesiedelten Ameisen wanderten wieder aus, woraufhin der Bauer dieses Verhalten als Hinweis auf einen günstigen Platz für den Stall interpretierte. Erfahrungsgemäß sind Ameisen »Strahlensucher«, während für Mensch und Stalltiere ein »gesunder«, also strahlenfreier Aufenthaltsbereich wesentlich ist. Bei meiner (interessehalber nachträglichen) Mutung konnte ich auch keine nachteiligen Reizzonen aufzeigen. Dieses Beispiel ist ein typisches Erlebnis von vorhandenem und tradiertem Erfahrungswissen, das nutzbringend und zum Segen der Gesundheit – in dem Fall der Weidetiere – eingesetzt werden kann.

Die Vertreter der Fauna nützen in verschiedenen Situationen für sie stimmige Standorte zum Verweilen oder Nestbau und verwenden mitunter Bereiche von »Informationszonen« für ihre Wege (Wechsel in der Waidmannssprache). Wildwechsel verlaufen streckenweise mit großer Wahrscheinlichkeit über von Wasseradern herrührende Reizzonen. Pflanzen gedeihen an ebensolchen Bereichen unterschiedlich. Wir werden später die Wuchseigenheiten von Bäumen in diesem Zusammenhang ausführlich betrachten (vgl. S. 120). Pflanzen, Tiere und Menschen reagieren entsprechend auf vorhandene »Signale« aus der Umwelt, insbesondere auf solche naturgegebenen Reizzonen. Wie und wo Menschen diese Kräfte nützen oder wo es Schwierigkeiten geben kann, werden wir gemeinsam bei der Beschreibung der Globalgitter und Reizzonen über Wasseradern erarbeiten.

An diesen Einfluss auf uns Menschen wird in medizinischen Kreisen kaum gedacht, an jene Reize, welche am Fundament einer guten Abwehr rütteln, wenn sie anhaltend und »überdosiert« sind. Die Gesundheit ist uns zwar ein hohes Anliegen, dem Aspekt krankmachender, nachteiliger Standorte, an welchen wir uns lange aufhalten (müssen), wird – auch aus Unwissenheit – aber viel zu geringe Wertschätzung entgegengebracht. Der Standort, so werden wir sehen, ist für unser körperliches und psychisches Wohlbefinden eminent wichtig und sollte meiner Ansicht nach unbedingt als Heil- und Hilfsmittel genützt werden.

Aus wissenschaftlicher Sicht wären Messdaten zu physikalischen, biochemischen und elektrophysiologischen Vorgängen von Interesse und auch biologisch-laborchemische Parameter wertvoll. Doch leider sind sie bei diesem Geschehen der Radiästhesie wie gesagt nicht gegeben. Somit bleiben unsere Beobachtung und Dokumentation das wichtigste Geschehen, denn Radiästhesie ist eine *Erfahrungswissenschaft*, welche nur aus großer Anzahl dokumentierter Mutungen sowie beobachteten Ereignissen »lebt«. Die gesamte Pflanzenheilkunde war ursprünglich ebenso eine Wissenschaft aus Erfahrung. Erst die Wissenschaft der Pharmakognosie konnte die Inhaltsstoffe und deren Wirkkraft aufklären und deuten. Sie wurden messbar, wägbar und deren Funktionsweise erklärbar. Die weisen Kräuteranwender konnten ursprünglich nur durch exakte Beobachtung der Kräutermixturen Hilfe bringen. Solche Daten zum Warum und Wieso wären mein Traumziel im Zusammenhang mit der »Wirkkraft« radiästhetischer Ereignisse.

Aufgrund fehlender, wissenschaftlich definierbarer Unterlagen kann ich nur mein Wissen bzw. meine Erfahrung über die Jahre einbringen und mich zusätzlich auf die Dokumentationen anderer Radiästheten verlassen. An »Störzonenbereichen« bewirken vorhandene »Energien« bestimmte Reaktionen im Vegetativum, dem Steuernervensystem bzw. im Körper. Sollten diese Informationen in einem bestimmten Zeitfenster für die Entstehung einer Krankheit ursächlich sein, müssen wir versuchen, das zu verhindern oder zumindest alles daran setzen, um jene Belastung zu minimieren.

HINHORCHEN, BEOBACHTEN UND DARAUS SCHLÜSSE ZIEHEN

In meinem Bekanntenkreis, aber auch praxisbedingt habe ich aus Bemerkungen und Erzählungen immer wieder erfahren, dass bei Tieren im Stall (Anbindehaltung) oder in Boxen Probleme auftauchten: etwa in Form eigenartiger Unruhezustände oder an Bereichen, wo das Vieh wiederholt Krankheitssymptome zeigte (z. B. Verwerfen, Euterentzündungen oder Gelenkschwellungen). Das waren für mich Standorte, welche ich mir genauer ansehen und wo ich natürlich muten wollte. Man ließ meinem radiästhetischen »Forscherdrang« freien Lauf. Tatsächlich gab es signifikante Übereinstimmungen zwischen dem Standort betroffener Tiere bzw. den Aussagen der Tierhalter zu den angeführten Schwierigkeiten und den mutbaren Reizzonen. Ohne vorher über den üblichen Stand der Tiere Bescheid zu wissen, wurden aufgrund meiner Mutungen Umstellungen durchgeführt, die zu Erfolgsmeldungen führten. Der neue Standort für Tiere, welche am ursprünglichen Platz auffällig gewesen waren, brachte für diese Lebewesen Veränderungen im positiven Sinn und dadurch auch Zufriedenheit und manchen finanziellen Vorteil für deren Halter. Eine weitere tierärztliche Behandlung war nicht mehr nötig.

Solche Mutungen bestätigten meine eigenen Beobachtungen und Erfahrungen zu nachteiligen oder krankmachenden Plätzen sowohl im Stall- als auch im Wohnbereich. Mitunter aufkommende Zweifel an der Sinnhaftigkeit zu radiästhetischer ärztlicher Arbeit werden rasch wieder abgebaut durch überzeugende Erfahrungswerte sowie »Erfolgsberichte« betroffener Personen, in deren Umfeld ich ärztlich-radiästhetischen Rat geben konnte und dann offensichtlich eine positive Änderung eingetreten war.

In mancher Diskussionsrunde habe ich die Möglichkeit, meine Erfahrungen und medizinischen Intentionen einzubringen. Ich versuche aus meiner Sicht aufzuklären, passende Wege oder Ideen aufzuzeigen und zu empfehlen. Viele Personen vermögen der »Sache« Radiästhesie etwas abzugewinnen, andere dagegen lehnen diese Materie grundsätzlich ab. Die Abneigung gegenüber solchen Gedanken und Therapievorschlägen kann schon sehr heftig sein. Eine kurze Geschichte dazu: Bei einer medizinischen Fortbildung – das Thema lautete »Psychische Belastung durch Schlafstörungen« – wurden verschiedenste Ursachen und Therapiestrategien diskutiert. Im Rahmen der Diskussion um dieses Thema habe ich gefragt, ob auch Gedanken dazu aus dem Bereich Radiästhesie/Geomantie bzw. damit verbundene Beobachtungen und Dokumentationen aus ärztlicher Praxis eingebracht werden könnten. Die Antwort des Universitätsprofessors vor versammeltem Publikum: »Sie verwechseln wohl eine medizinische Fortbildung mit einem Esoterikertreffen!« Dies löste bei den anderen Fortbildungsteilnehmern verhaltenes Gelächter und bei mir Betroffenheit aus. Um kein Missverständnis zu erzeugen, will ich betonen, dass ich die medizinische Wissenschaft sehr schätze. Schade finde ich es allerdings, wenn jemand aufgrund von Abneigung hinsichtlich eines Themas jede Diskussion ablehnt und ein Urteil gesprochen wird, ohne dass sich die betreffende Person je mit der Materie befasst hat.

RADIÄSTHESIE VERBUNDEN MIT WISSENSCHAFTLICHER ARBEIT – EIN TRAUM?

Im Laufe meiner vieljährigen Arbeit verstärkte und bestätigte sich die Überzeugung, dass »nicht messbare Energien« nicht gerade ein Renner für wissenschaftliche Forschung sind. Ungeachtet dessen zeigt die »Erfahrungswissenschaft« Radiästhesie und Geobiologie, dass signifikante Zusammenhänge bestehen zwischen Bereichen, an welchen sich Personen lange aufhalten, wie dem Schlaf- oder Arbeitsplatz, und auftretenden gesundheitlichen Zuständen. Das Wissen zu dieser Problematik ist gegeben, klinische, wissenschaftlich haltbare und begründbare Untersuchungen mit Laborbefunden sind jedoch kaum vorhanden. Aus meiner Sicht als Radiästhet ist es ein Vorteil, »belasteten« Plätzen auszuweichen. Wirtschaftlich ist dadurch nichts zu erwarten und daher ein solches »Fachgebiet« wohl uninteressant. Dem verfestigten Denkmuster unserer Zeit, dass Gesundheit, Geschäft und Gewinn offenbar eng zusammengehören, trägt dies nicht Rechnung. Und ein Thema zu beforschen, bei dem kein oder kaum finanzieller Gewinn zu machen ist, wird nicht unbedingt ein begehrtes »Objekt« der Wissenschaft werden – zumindest solange der Gesundheitsaspekt nicht als »Wert« an sich beachtet wird. Daher ist es durchaus verständlich, wenn ein solcher »Forschungszweig« nicht ins Laufen kommt. Forschung hat ihren Preis und sollte schlussendlich Gewinn bringen. Hier wird leider zu kurz gedacht, schließlich bildet ein gesunder Mensch ein wertvolles Kapital, während die Behandlung entstehender oder vorhandener Krankheiten Geld kostet.

Lassen Sie uns an dieser Stelle einen Blick auf die Medizinethik und die moralische Verantwortung seitens der Radiästheten als Gesundheitshelfer und Förderer von Wohlbefinden werfen. Eigentlich ist es ein Seitenhieb auf die »Ethik« jener Gesundheitsreligionen, die das Motto »Gesundheit ist kaufbar« propagieren. Nach deren Logik muss also »etwas« ge- oder verkauft werden, Medikamente oder Geräte etwa, die bei gesundheitlichen Problemen oder eingeschränkter Lebensqualität angeblich Abhilfe schaffen. Mit dieser Aussage habe ich mir schon manche Feindschaft zugezogen. Als Kneipparzt und bekennender Vorsorgemediziner aber lautet mein Credo: Gesundheit ist lernbar und trainierbar! Wir müssen erkennen, dass Gesundheit an sich nicht käuflich ist im Unterschied zu Entspannung, Wohlbefinden oder Behaglichkeit. Hier können Freizeitaktivitäten, Erholungsurlaube und Wellness unserem Vegetativum dienlich sein.

An der Wirksamkeit von Placebos bestehen aus Sicht der Medizin keine Zweifel. In vielen Fällen ist ihr Einsatz als durchaus segensreich zu bezeichnen, lassen sich doch Symptome eines Beschwerdebildes verbessern oder Beeinträchtigungen durch Erkrankungen lindern. »Placebo-Effekte können definiert werden als positive physiologische oder psychologische Veränderungen, nach Einnahme von Medikamenten ohne spezifischen Wirkstoff, oder als Folge therapeutischer Symbole im Rahmen einer medizinischen oder psychologischen Behandlung«, erklärt die Zeitschrift »The Lancet« (Nr. 9464/ März 2005) deren Funktionsweise. Auch ein um viel Geld erworbenes »Abschirmgerät« oder eine »ableitende« Matte für das Bett mag auf den Käufer anfänglich, aber nicht dauerhaft gefühlsmäßig wie ein Placebo wirken und aufgrund seiner Erwartungshaltung tatsächlich oftmals »Erfolg« zeitigen. Meinetwegen kann und darf solches Placebo auch heilen – nur der Preis stimmt in etlichen Fällen nicht und die Betroffenen, welche nach geraumer Zeit wieder dieselben Beschwerden erleben, haben dann leider den finanziellen Schaden. Dabei höre ich manchmal die verschämte Aussage: »Es war sehr teuer, aber es hat mir nichts gebracht.« Bei sehr teuren Produkten wird dies übrigens nicht allzu gerne zugegeben. Unter solchen Vorzeichen ist in meinen Augen die Empfehlung, den Standort zu wechseln, die wertvollere und einfachere Option. Wenngleich Gegner meinen, Radiästhesie sei sowieso »Unsinn«, finanziell geschädigt werden die Betroffenen dabei wenigstens nicht.

DER GESUNDHEITSMARKT LÄUFT – UND WIR LAUFEN MIT

Ein guter Heiler kann durch seine Empathie ein hochwirksames »Placebo« sein und viel zum Wohlbefinden seines Klienten beitragen. Zu diesem Forschungsgebiet existieren interessante Studien verschiedener Universitäten (vgl. u. a. http://placeboforschung.de/de/die-dfg-forschergruppe). Durch »Fachartikel« in Illustrierten oder in speziellen Gesundheitsportalen werden uns »Krankheitssignale« mitunter direkt eingeredet. Denn unser »Gesundheitskapitalismus« benötigt viele »Kranke«, damit ein guter Verkauf entsprechender Produkte gelingt und das System wirtschaftlich erfolgreich ist. Folglich muss auch viel diagnostiziert werden. Wir werden über die Werbung informiert, wie schlecht unsere Umwelt und wie mangelhaft unsere Nahrungsmittel seien. Zur Abhilfe und Vorbeugung empfiehlt sie uns den Kauf von Vitaminpräparaten, Basenmitteln oder Mineralstoffen.

Pharmafirmen hingegen wird von manchen »Gesundheitspredigern« vorgeworfen, sie würden Impfstoffe nur des Geschäfts wegen erzeugen und vertreiben, und sie werden dafür gegeißelt. Impfungen werden aufgrund ihrer von Gegnern vorgebrachten Gefahren schlechtgeredet, ohne dass solche Kritiker den physiologisch-immunologischen Mechanismus eines Impfgeschehens, geschweige denn die Folgen mancher Erkrankung, welche durch Impfung aus der Welt geschafft wäre, kennen. Die Zusammenhänge für unser Immungeschehen werden nicht selten verleugnet und fehlinterpretiert. Das Gefahrenpotenzial »teilinformierter Gesundheitsberater« ist beträchtlich. Dabei wird Verunsicherung durch (gezielte) Fehlinformation und Fehlinterpretationen zu Krankheitsgeschehen geschaffen. Über die »gesunden Geschäfte« mit den Nahrungsergänzungsmitteln oder so manch anderen Wunder wirkenden Präparaten, welche solche »Informanten« verkaufen, wird jedoch nicht gesprochen. Aufgrund meiner ärztlichen Erfahrung bin ich ein überzeugter Impfprediger und ebenso ein »Missionar« für Ernährung aus regionalen Produkten, die so unverfälscht und naturbelassen wie nur möglich sein sollten. Wer auf diese Weise seine Nahrungspyramide aufbaut, der benötigt keine Ergänzungsmittel und verwendet Lebensmittel im tiefen Sinne des Wortes. Gesundheit und Genuss gehören einfach zusammen, da entwickelt sich Lebensfreude – und diesen Gedanken propagiere ich immer wieder.

Der Markt für »Nahrungsergänzungsprodukte« mit Gesundheitsversprechen ist gewaltig und ich frage mich, ob durch unkontrollierte Verordnung derselben nicht mehr Gefahrenpotenzial als Nutzen entsteht. Ob diese Form der Pillenschluckerei sinnvoll oder wertvoll ist, bleibt wissenschaftlich umstritten – die Werbung und das Gefühl, sich Gutes zu tun, sind die Triebfedern. Antje Gahl, Pressesprecherin der Deutschen Gesellschaft für Ernährung (DGE), empfiehlt in einem Dossier: »Wenn ich einem gesunden Menschen einen Rat erteilen sollte, würde ich sagen: Versuche doch erst einmal über deine Ernährung möglichst viele Vitamine und Mineralstoffe zu dir zu nehmen, denn die Natur versorgt uns bestens mit allen Zutaten, die wir brauchen. Wir müssen uns nur entsprechend ernähren und verhalten!«

☞ *Wirkung und Nebenwirkung:*

Sind Medikamente und Radiästhesie miteinander vergleichbare »Produkte«? Wertvolle, der Gesundheit dienende Aktionen wie gezielte Medikamentenanwendung oder Impfungen haben aus meiner Sicht im Rahmen von Vorsorge und Heilhilfe eine immense Bedeutung. Die Empfehlungen aus dem Gebiet der Radiästhesie/Geobiologie möchte ich für einen gut regulierenden und reagierenden Körper als ebenso wichtig sehen und wertvoll darstellen wie ein wirksames Medikament und dies im »Gesundheitsbewusstsein« der Menschen verankern.

DAS »MEDIKAMENT« NATURKRAFT

Ein stimmiges Verhalten an unseren Standorten nach Empfehlungen und Erkenntnissen aus der Geomantie ist die wertvolle Hilfe aus bzw. in der Natur. Die Regulationsfähigkeit und die naturgegebene Regenerationsfähigkeit bewusst und sinnvoll zu unterstützen stellt eine enorm wichtige Maßnahme dar, die unserem Wohlbefinden dient. Medizinische Kreise denken kaum an vorhandene geopathogene Belastungen, obwohl jene doch, wenn sie anhaltend und »fehldosiert« sind, an den Fundamenten einer guten Abwehr rütteln. (Die Dosierungsfrage wird bei der Beschreibung des Standortes an »neutralen« Plätzen bzw. »auf- und abladenden« Bereichen beschrieben.) Zwar ist uns die Gesundheit ein großes Anliegen, aber dieser für unser körperliches und psychisches Wohlbefinden so wichtige Aspekt wird aus Unwissenheit oder Ignoranz viel zu wenig bedacht. Es sei ja nicht messbar, lautet das Argument der Gegner. Deren Haltung ist für mich auch nachvollziehbar, denn die laufenden Mechanismen, die chemisch-elektrophysiologischen Funktionsabläufe müssten wissenschaftlich messbar begründet werden. Die Bestimmung der Botenstoffe Cortisol, Melatonin und manch anderer Hormone im Ablauf unserer »biochemischen Eigeninformationen« ist messbar und diese Zusammenhänge müssten mit vorhandener geopathogener Belastung hinterfragt werden. Sind Veränderungen physiologisch definierter Werte am »belasteten« Platz feststellbar? Wie steht es um die Zahl und die Reaktion unserer Abwehrzellen? Ändern sich die Parameter unseres Schlafhormons Melatonin oder ruft eine mögliche Fehlinformation durch unsere Stresshormone nachteilige Körperreaktionen hervor? Sind die Änderungen der Pulsfrequenz und des Herzschlages neben Eigenheiten des Blutdrucks beobachtbar? Als Radiästhet kann man nur geschilderte Beschwerden aufnehmen und dokumentieren. Daher sind viele Dokumentationen der Radiästheten statistisch wertvoll und aussagekräftig, um gesundheitsrelevante Aussagen abgeben zu können. Dabei lebt in mir die Hoffnung, dass sich die Medizinwissenschaft für diese Materie interessiert.

Es widerstrebt mir, auch als Arzt – hier bemerken Sie wieder meine »Gespaltenheit« –, von »Feinstofflichkeiten« zu reden, wie dies von paramedizinischen und parapsychologischen »Experten« getan wird. Denn dabei gleiten wir in spekulative Bereiche und haben im Prinzip noch ein Geschehen mehr, welches nach streng wissenschaftlichen Kriterien nicht dargestellt werden kann. Tatsache ist, dass wir die Botenstoffe in unseren lebenden Organismen schon zu messen vermögen und daraus entsprechende Rückschlüsse ziehen könnten. Für die Erweiterung bzw. Vertiefung unseres Wissens auf dem Gebiet freilich wäre intensive und seriöse Forschung notwendig. Geld für Studien aufzutreiben ist aber schwierig, da die Materie Geobiologie/Geopathie (noch) nicht ernst genommen wird. Der medizinische Nutzen wäre sicher gegeben, und vergessen wir nicht: Ein geschwächtes Immunsystem kann den Körper »krank machen« – ein Faktor dazu ist eine bestehende geopathogene Belastung.

Aufgabe von Radiästheten sollte es sein, keine Ängste bei den Betroffenen zu erzeugen, sondern echte Hilfe anzubieten und seriöse Information weiterzugeben. Angst ist immer eine nachteilige Information. Dies lässt sich auch ohne Wissenschaft behaupten, oder aber im Rahmen der Stressforschung sogar wissenschaftlich beweisen (vgl. S. 156).

ERFAHRUNGSBERICHTE, KRITIKEN

Die Präsidentin des »Österreichischen Verbands für Radiästhesie und Geobiologie«, Rosa Schwarzl, spricht mir aus dem Herzen, wenn sie in einem Statement für die Tageszeitung »Der Standard« (10. mai 2013) feststellt: »Alle namhaften Verbände in Europa sind sich einig, dass das Abschirmen überhaupt nichts bringt – es birgt sogar zusätzliches Gefahrenpotenzial. Seriöse Rutengeher hingegen weisen lediglich aus, suchen einen guten Platz zum Schlafen.« Schwarze Schafe, die mit der Not der Menschen das große Geld machen, gebe es laut Schwarzl aber sicherlich sehr viele.

Seriöse Kritik mit daraus folgenden vernünftigen Einsichten wäre wohl eine gute Grundlage für entsprechende Entscheidungen. Allerdings sehe ich hier eine »Problemzone« von Anschauungen und Grenzen zwischen radiästhetischer Erfahrung und Dokumentation, aber auch hinsichtlich einer fast schon sektenhaften Abhängigkeit von »esoterischen« Arbeitsgruppen. Als Mediziner ist es geradezu eine emotionale Qual, miterleben zu müssen, wie Rutler, besonders aber Pendlerinnen Ratschläge erteilen, welche sie als absolute Wahrheit ausgeben, zumal ja ein Medium (oft werden Engel dazu »eingespannt«) die Information an den jeweiligen Rutengänger/Pendler liefern. Hier geschieht eine Verwechslung von seriöser Ruten- oder Pendelarbeit mit okkulten Praktiken, welche noch dazu als übersinnlich deklariert werden.

Kritiker zum Thema Radiästhesie und Geomantie lade ich gelegentlich ein, mit mir zusammen einen Rutenausschlag zu erfahren. Es herrscht immer wieder Verwunderung darüber, »was da geschieht, weshalb sich die Rute bewegt«. Für Kritiker, die aus berechtigtem Zweifel »Informationen« erfahren wollen, ist dies dann ein staunenswertes Ereignis. Sie wundern sich schlussendlich über jene »Erfindung« der Rutengeher – es tut sich etwas –, aber der Beweis für solche »Zonen« ist schwierig. Nach den wissenschaftlichen Kriterien ist »nichts« vorhanden, nach den Beobachtungen in der Natur oder an Tier und Mensch passiert dennoch allerhand Feststellbares an Wachstum, vegetativem Geschehen oder im gesundheitlichen Bereich. Somit kreisen wir immer wieder um ein Geheimnis, zu dem Hinweise bestehen – einen Maßstab dazu, eine wissenschaftliche Definition, haben wir nicht. Ein wissenschaftlich-pseudowissenschaftliches »Perpetuum mobile« ist hier weiter am Laufen.

WEGE ZWISCHEN ANGST, EINBILDUNG UND PROBLEMLÖSUNG

In meiner ärztlichen Praxis habe ich immer wieder erlebt, wie sich die zu erwartenden Beschwerden, welche über den Wetterbericht angekündigt wurden, in der »Beschwerdemitteilung« einzelner (vielleicht labiler) Personen niederschlugen. Nicht uninteressant sind oftmals Reaktionen von Lesern diverser Illustrierter oder von Wochenendbeilagen der Zeitungen. Dadurch angeleitet kamen Personen zur möglichen Vorsorgeuntersuchung bezüglich eines der in der Zeitschrift oder in Gesundheitsportalen beschriebenen Krankheitsbilder, andere litten plötzlich schon akut unter dieser Krankheit. Da läuft doch ein Informationsmarkt besonderer Klasse – und viele Leser erlebten dann, wie im Horoskop versprochen oder im Wetterbericht angekündigt, derartige »Zustände«. Zumindest wird da allerhand hineininterpretiert, emotional »aufs Auge gedrückt« und begleitend »Medikation« angeboten. Das gesundheitsbezogene Phänomen Wetterfühligkeit/Wetterempfindlichkeit darf von einem den ganzen Menschen behandelnden Arzt allerdings nicht vernachlässigt werden.

Oftmals erfuhr ich die Schilderung bestimmter »angekündigter« Beschwerden »punktgenau« und konnte sogar feststellen, welche der beiden auch von mir abonnierten Tageszeitungen als Morgenlektüre genutzt worden war. Zweifelsfrei lassen sich je nach psychischer Stärke hier besonders empfindliche Personen ausmachen. Oder war ich manchmal voreingenommen? Dies glaube ich nicht gerne, zumal ich meine Klienten immer ausführlich reden ließ, um ein Problem herauszuhören. Genau hinzuhören ist meine Grundeinstellung in der ärztlichen Tätigkeit, denn nach meiner Erfahrung sagen »hilfesuchende« Personen klar oder versteckt, wo sich ein Problem verbirgt.

Lebensqualität sollte mit Angstfreiheit verbunden sein. Angst und negative Emotionen sind ebenso schlechte und überflüssige Wegbegleiter wie ein belasteter Aufenthaltsbereich. Hierbei die Kräfte der Natur zu erfahren und gezielt zu nutzen ist annähernd so segenbringend, wie ein wertvolles Medikament zu verwenden. Seriöse Arbeit mit Rute und Pendel wird uns dabei eine Hilfe sein. Ein Traum für mich als Arzt und Radiästhet ist und bleibt freilich ein wissenschaftlicher Zugang zu diesen gesundheitsbezogenen Themen der Parawissenschaft Radiästhesie.

Kapitel 3

RADIÄSTHESIE UND GEOMANTIE – DIE KERNBEGRIFFE

In den folgenden Kapiteln werden Sie auf verschiedenste Begriffe zum Thema Radiästhesie und Geobiologie stoßen. Damit beim Lesen keine Verständnisschwierigkeiten auftauchen und Ihre radiästhetische »Fährtenkunde« nicht in Orientierungslosigkeit endet, will ich die wichtigsten vorab beschreiben und erklären. Weitere Informationen dazu finden Sie im Glossar am Ende dieses Buches.

Die Bezeichnung *Radiästhesie* wurde vom französischen Abbé Alexis-Timothée Bouly um 1930 geschaffen. Ein Wort, dessen Bedeutung Strahlenfühligkeit ist und seine Wurzel sowohl im lateinischen »radius« = »Strahl« als auch im griechischen »aisthanomai« = »empfinden« hat. Ein weiterer häufig verwendeter Ausdruck lautet *Rhabdomantie,* der sich gleichfalls aus dem Griechischen herleitet, nämlich von »rhabdos« = »Stab« und »manteiein« = »wahrsagen«. Dahinter verbirgt sich also eine Wahrsagetechnik, wobei ein Stab in der Hand gehalten und zum Aufzeigen bzw. Deuten von Kräften in der Natur verwendet wird. Eine Person, die mit der Wünschelrute arbeitet, heißt *Radiästhet* oder *Rutler*. Der Begriff *Strahl(en)* ist nach realwissenschaftlicher Betrachtung, physikalisch-technisch gesehen, nicht richtig. Wir gebrauchen diesen Terminus als Hilfsbegriff bei der radiästhetischen Tätigkeit und beschreiben ebenso physikalisch nicht definierbare/messbare »Informationen«, welche der Radiästhet aufzuzeigen vermag. Der fühlige Rutler, welcher die »Erdstrahlen« oder »Wasserstrahlen« empfängt, ist imstande, diese mittels einer Rute bzw. eines Pendels als Anzeigehilfe aufzuzeigen. Wie der mögliche Funktionsablauf im menschlichen Körper erfolgt, werden wir gemeinsam erarbeiten. Bereiche über *Reizstreifen, Reizzonen, Störzonen* und *Gitternetze* werden als *radiästhetische Felder* bezeichnet. Diese »Strahlungsphänomene« oder »Standorteigenschaften« sind eine Art Überbegriff für alle mutbaren Strahlenzonen bzw. für Bereiche, an denen der Radiästhet »Energien« verspürt.

Die *Fühligkeit* des Menschen ist gewiss anlagebedingt und ich vermute grundsätzlich, dass ein geistig-seelischer (emotionaler) Zusammenhang mit der Sensibilität eines Radiästheten besteht. Ein »Sensibler« ist eine feinfühlende oder empfindungsfähige Person. Erfahrungsgemäß reagieren Frauen radiästhetisch generell sensibler als Männer. Begründen kann ich diese Aussage mit meinen Beobachtungen aus gemeinsamer Arbeit bei Kursen: Frauen erreichten durchwegs rascher einen Rutenausschlag. Einen weiteren Parameter zu verlässlicher Mutung bildet die Abhängigkeit mutender Personen von bestimmten atmosphärischen Einflüssen, denen sie ausgesetzt sind. Insbesondere bei hoher Luftelektrizität, nahenden Gewitterfronten oder starker Föhnwetterlage bin ich persönlich nicht imstande, sichere Aussagen zu machen. Keinesfalls darf die psychovegetative Ausgangslage unterschätzt werden. Ausgeglichenheit und Gesundheit ohne psychische Belastung sind zu verlässlicher Arbeit mit Rute oder Pendel ebenso erforderlich.

Die Arbeit rutenkundiger Personen (Rutler, Pendler), das Aufzeigen solcher Felder wird in der Fachsprache *Muten* genannt. Im ursprünglichen Sinne bedeutet es »nach etwas trachten, etwas begehren«. Damit kommt schon im Wort die Tatsache zum Ausdruck, dass der Radiästhet solche Bereiche nicht messen kann, zumal diese »Informationen« physikalisch nicht definierbar sind. Im Laufe des Buches werde ich auf derartige Zusammenhänge immer wieder hinweisen.

Geobiologie ist eine breit gefächerte Beschreibung innerhalb der Radiästhesie, wobei das Zusammenspiel der »Wirkkräfte« aus gemuteten Energiebereichen, der Umgebung oder des Standortes von lebenden Wesen (Pflanze, Tier, Mensch) aufgezeigt wird. Bei irregulären Verhältnissen bzw. bei vermutetem oder gar bewiesenem Auftreten von Erkrankungen werden diese Geschehnisse im Rahmen der *Geopathologie* behandelt. Belastete Aufenthaltsbereiche in der Wohnung oder am Arbeitsplatz können durch ihren Informationseinfluss auf unser zelluläres oder vegetatives Geschehen, abhängig von Wirkdauer und Intensität, Mitursache für bestimmte Erkrankungen oder Leiden sein.

Als sich bewegende Wesen sind Tiere und Menschen an sich nicht an einen bestimmten Ort gebunden. Dennoch werden Bereiche, an denen wir uns lange aufhalten müssen, wie der Arbeits- oder Schlafplatz, für unser Wohlbefinden stets ausschlaggebend sein. Tiere weichen instinktiv aus oder suchen gewisse Zonen, während wir Menschen aufgrund eines verminderten Instinkts uns an bestimmte Plätze binden, darunter auch solche, die uns auf Dauer nicht guttun. Im Buch werden die von uns gewählten Aufenthaltsorte als *Standorte* definiert. Pflanzen, Bäume etwa, vermögen jenen Ort, an dem sie Wurzeln geschlagen haben, nicht zu verlassen. Sie reagieren ganz unterschiedlich auf ihre Umgebung und zeigen entsprechende Wuchseigenheiten oder Störungen im Wachstum. »Belastete« Standorte je nach ihrer Informationskraft zu meiden oder zu benützen zeigt sich bei manchen Lebewesen in Form von *Strahlenflüchtern* (z.B. Hunde) oder *Strahlensuchern* (z.B. Katzen). Wir Menschen sind eindeutig Wesen, welche »belastete« Standorte meiden wollen. Darüber werde ich im Buch noch ausführlich berichten, insbesondere beim gesundheitlichen Geschehen.

Rutenkundige stellen bei ihren Mutungen bestimmte regelmäßige Strukturen u. a. in den Haupt- oder den Zwischenhimmelsrichtungen fest. Diese Informationsstrukturen werden als *Gittersysteme* beschrieben. Für den Mutenden sind sie in den Himmelsrichtungen wie Längen- oder Breitengrade zeichnerisch darzustellen. (Im Kapitel 5 werden diese globalen Systeme und Gliederungen näher beschrieben.) Im Bereich solcher *Feldlinien* bzw. *Reizzonen* können wiederum wirksame Informationen an unseren Körper festgestellt werden. Dieses System in Nord-Süd- bzw. Ost-West-Richtung wurde vom französischen Arzt François Peyré entdeckt und 1937 veröffentlicht. In der Zeitschrift »Hippokrates« (1952/Heft 10) publizierte Manfred Curry, wiederum ein Arzt, unter dem Titel »Das Reaktionsliniensystem als krankheitsauslösender Faktor« ein Gittersystem, das in den Zwischenhimmelsrichtungen zu muten ist. Bei genauen Recherchen muss aber Siegfried Wittmann als der eigentliche »Entdecker« dieses Diagonalgitters angesehen werden, welches er Ende der Fünfzigerjahre beschrieben hat.

In Eberbach am Neckar arbeitete Dr. Ernst Hartmann als Arzt und Radiästhet sowie als Leiter eines Forschungskreises für Geobiologie. In seiner Arbeit »Vorstoß in biologisches Neuland« nahm er zum Gitter in den Haupthimmelsrichtungen (siehe Peyré) Stellung. Im Rahmen der Radiästhesie befasste sich Dr. Hartmann eingehend mit Erkrankungen (Geopathologie), insbesondere mit Krebserkrankungen. Durch seine Dokumentationen wurde er für mich zu einer Leitfigur auf meinem Weg zu medizinisch-radiästhetischer Arbeit.

EIN KURZER BLICK IN DIE GESCHICHTE

Wenn wir in die Kulturgeschichte der Menschheit zurückschauen, finden wir immer wieder Hinweise auf radiästhetisch-geomantische

»Aktivitäten«. Sogenannte »magische Stäbe« oder »magische Reiser«, also Wünschelruten, werden gezeichnet oder beschrieben. Felsbilder in der nördlichen Sahara, im Tassili-Gebirge (Algerien), zeigen Pendel und Rute (ca. 6000 v. Chr.) In Pharaonengrabstätten wurden Sandsteinpendel gefunden und Zeichnungen von Personen, die mit einem *Gabelzweig* arbeiten. Im Alten Testament ist der Bericht der Wüstenwanderung der Israeliten unter Moses interessant. Seine Gefolgschaft benötigte Wasser und: »Als Mose den Fels schlug, sprudelte Wasser hervor, genug, um das zahlreiche Volk und ihr Vieh zu tränken« (4. Buch Mose).

In Homers »Odyssee« wird im 24. Epos die Rhabdomantie beim Orakel zu Delphi angesprochen. Im »Nibelungenlied«, dem bedeutendsten Heldenepos des deutschen Mittelalters, taucht mehrmals die »Wunsciligerta« (Wünschelrute) auf. In weiterer Literatur gibt es noch viele Hinweise auf die Verwendung der Rute oder von Zeigestäben. Auch Paracelsus, der »ganzheitliche« Wissenschaftler seiner Zeit, befasst sich mit Themen der Radiästhesie. Seine Gedanken kreisen um die Verbindung von Energien der Erde sowie den Zusammenhang von Schöpfung, Mensch und Natur.

Durch kirchliche Institutionen wurde die Radiästhesie immer wieder unterdrückt, aber gewiss in vielen naturinteressierten Kreisen angewendet und daher als Geheimwissenschaft weitergegeben. Priester und Ärzte sind Forscher, die an der Wende vom 19. zum 20. Jahrhundert durch systematische Arbeit und Dokumentation diese Techniken aus

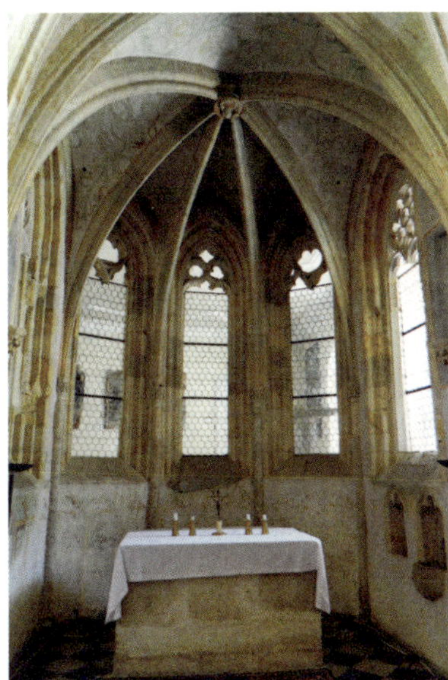

Heiliger, kraftvoller Raum

dem Bereich des Okkulten und manch spielerischer Liebhaberei in Richtung Wissenschaft geführt haben. Deren Arbeiten bilden bis heute ein Fundament und wohl auch großartige Orientierungshilfe für uns Radiästheten. Im vorigen Jahrhundert schließlich kommt es zur »Wiederentdeckung« und Anwendung der Radiästhesie. In diese interessante Welt will ich Sie begleiten und Begeisterung für jene geheimnisvolle Materie auslösen.

Kapitel 4

NATUREIGENHEITEN SEHEN – NATUR ERFAHREN

Dieses Buch, welches zur radiästhetischen Fährtenkunde und als Wegbegleiter in die Verborgenheiten der Natur konzipiert ist, soll Sie zum Beobachten anleiten. Daher möchte ich Ihren Blick auf die Umwelt für die im Verborgenen schlummernden Kräfte und Energien schulen. Beginnen wir unser Training in nächster Umgebung. Für gewöhnlich spazieren wir durch die Landschaft, blicken situationsbedingt in sie und denken meist gar nicht daran, uns auf die Umwelt einzulassen und sie näher zu betrachten. Dabei dient uns das aufmerksame Schauen nicht nur dazu, auf den rechten Weg zu achten und unbeschadet unser Ziel zu erreichen, sondern könnte bei genügend Offenheit und Sensibilität zum Erleben von Natureigenheiten werden. Natur und Menschen gehören schließlich zusammen – ebenso wie Genuss und Gesundheit ein l(i)ebenswertes Paar sein sollten.

Darum ist es mir ein Anliegen, Ihre Augen zu öffnen und Sie anzuleiten, etwas in der Natur Vorhandenes, an dem Sie sonst vielleicht achtlos vorübergehen, zu sehen – etwas, von dem Sie später sagen werden, es sei spannend und interessant. In unserer Zeit der täglichen Reizüberflutung und Überforderungen jeglicher Art könnten die beobachteten Feinheiten unserer Natur zu einer neuen Erlebniswelt in Ihrem Kopf werden. Möglicherweise entsteht weitere Freude, wenn Sie Ihre Beobachtungen selbst wieder weitergeben können und auf diese Weise fortschreitend eine intensive Kommunikation mit der Natur und Ihren Mitmenschen entsteht. Es kann ein tiefes Erlebnis sein, wenn Sie mit Ihren Kindern oder Enkeln ungewöhnliche Vorgänge in der Natur bemerken, diese wissbegierig aufnehmen und dabei ganz bewusst den Austausch von Kräften der Natur mit Ihrem Körper und Geist erfahren.

BEOBACHTUNGEN ZU »STRAHLENFLÜCHTERN« UND »STRAHLENSUCHERN«

Beginnen wir unsere Beobachtungen bei einer Wanderung durch den Wald, im eigenen Garten oder beim Durchstreifen einer ausgedehnten Parklandschaft. Vielleicht achten Sie bei Ihrem nächsten Spaziergang darauf, wo mancher alter Heustadel steht, wo ein Brunnen fließt oder ein Baum wächst. Versuchen Sie wahrzunehmen, an welchem Standort eine (alte) Bienenhütte steht und wie deren Umgebung beschaffen ist. Vieles davon wird für Sie bei bewusstem Beobachten allmählich ein »anderes Bild« ergeben als bei der üblichen, nur flüchtigen Betrachtung Ihrer Umgebung. Halten Sie Ihre Eindrücke schriftlich, mit dem Fotoapparat oder dem Handy fest und vergleichen Sie zu Hause Ihre Wahrnehmungen.

Sich optisch und emotional mit der Umwelt, der Schöpfung zu verbinden mag anfänglich eine kleine Herausforderung sein. Letztlich ist dies aber reine Übungssache. Menschen, denen die Natur am Herzen liegt, verfügen in der Regel ohnehin über ein beträchtliches Fundament an Beobachtungen und nötiger Sensibilität – geradezu ideale Voraussetzungen, um sich für das Thema Radiästhesie öffnen und begeistern zu können.

Im Zusammenhang mit Naturgeschehnissen durch radiästhetisch-tellurische »Energien« gibt es verräterische Stellen in der freien Natur, auf die wir unseren Blick richten sollten:

Ameisenhaufen befinden sich über Kreuzungsbereichen tellurischer Genese und beweisen die Tatsache, dass gewisse Insekten jene Plätze bevorzugen und hier besonders gut gedeihen. Diese Lebewesen werden als *Strahlensucher* bezeichnet. Die Umgebung von Ameisenhaufen ist ein optimaler Übungsbereich für Personen, welche sich radiästhetisch einüben möchten. Meist sind dort mehrere Wasseradern, dabei oft eine Verwerfung und gewiss auch Signale von Globalgittern oder Kreuzungsbereichen solcher Reizstreifen zu muten.

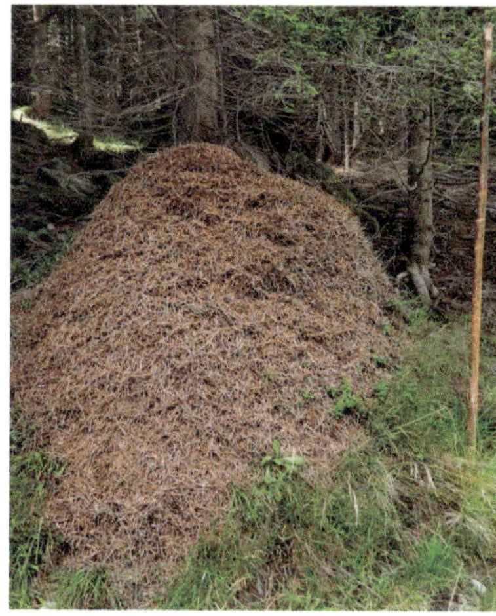

Mächtiger Ameisenhaufen - vergleiche Wanderstab

Ein *Wespen-* oder *Hornissennest,* welches mitunter einen stattlichen Umfang erreicht, befindet sich mit Sicherheit gleichfalls über einer derartigen Stelle. Wildbienen- bzw. Wespennester sind oftmals auch in Hohlräumen von Bäumen auffindbar. Diese Höhlen entstehen oftmals durch ein Fäulnisgeschehen im Stammbereich, welches durch den Befall von Pilzen oder Bakterien verursacht wird, weil sie sich an beeinträchtigten oder geschwächten Stellen des Baumes gut vermehren können.

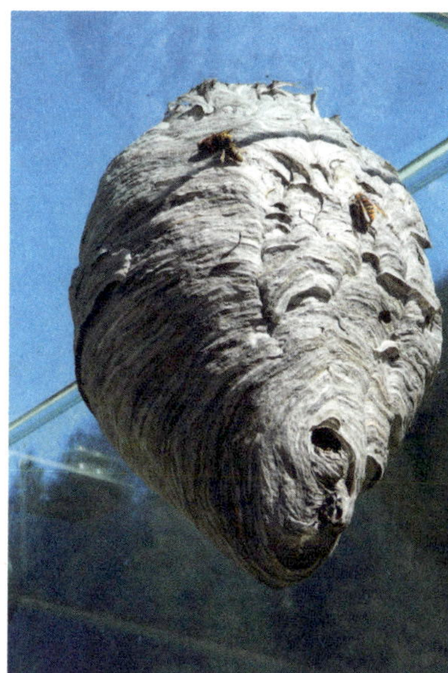

Hornissennest

Dieser Umstand lässt uns daran denken, wo der ideale Platz zur Aufbewahrung von Lebensmitteln oder von Heu sein sollte. Logischerweise wird es ein Bereich sein, an dem keine geopathogenen Informationen vorhanden sind – also keine Reaktionslinien, Reizstreifen von angeführten Reizzonen. Der Zimmermeister Specht arbeitet zusätzlich, da hier wiederum Insekten oder Raupen besonders den Moder des Holzes ausnützen und so den gesundheitlichen Verfall des Baumes beschleunigen.

Ameisenstraßen können Sie in freier Natur, etwa an sonnigen Waldrändern, häufig auffinden. Hier transportieren diese eifrigen Wesen Nahrungsvorräte zu ihren Bauten. Sie markieren ihre Pfade, welche oft über lange Strecken zu verfolgen sind, mit Botenstoffen. Rutengeher werden feststellen, dass solche Wege stets über dem Bereich einer *Wasserader* verlaufen. Wenn sogenannte Ameisenstraßen über Ihre Terrasse führen und sich vielleicht in die Wohnräume verlagern, wäre das auch ein signifikanter Hinweis auf eine Information aus dem Untergrund. Beispielsweise könnte sich dort eine Wasserader bemerkbar machen.

Wildwechsel, regelmäßig benützte Wege des Wildes von ihrem Einstand zu den Äsungsflächen, welche deutlich sichtbar im Waldbereich auftreten, führen ebenso über mutbare Wasseradern. Die Ruheplätze von Wild, etwa die Sassen der Hasen, befinden sich hingegen stets auf neutralen Plätzen. Beachten Sie die ausgetretenen Wege (Wechselbereiche) zu diesen Ruhezonen – ein sicherer Hinweis, hier nach fließendem Wasser im Untergrund zu »suchen«.

Nistplätze von Vögeln werden ebenfalls gerne über *neutralen* Stellen angelegt. Sie sind häufig sehr exponiert, daher kommt es an diesen Stellen zu keinen Blitzeinschlägen. Schwalbennester am oder im Haus sollen angeblich Glück bringen. Das Glück ist gewiss damit gemeint, dass solche Häuser *tellurisch* gesehen an günstiger Stelle stehen und damit Probleme mit aufsteigender Feuchtigkeit aus dem Boden (Wasser im Untergrund) oder Schäden durch Blitzeinschläge kaum gegeben sind.

Hexenbesen: Diese buschig-kugeligen Wuchsphänomene in Baumkronen von Laub- und auf Nadelbäumen fallen immer mit *Störzonen* zusammen. Offensichtlich ist durch die Dreidimensionalität der Gitternetze in bestimmter Höhe ein Maximum an Wirksamkeit auf die Beeinflussung der Zellstruktur gegeben. Bedingt durch die Schwächung der Abwehr können sich Pilze ansiedeln. Das Myzel der Rost- bzw. Schlauchpilze erzeugt dann derartige Wachstumsstörungen.

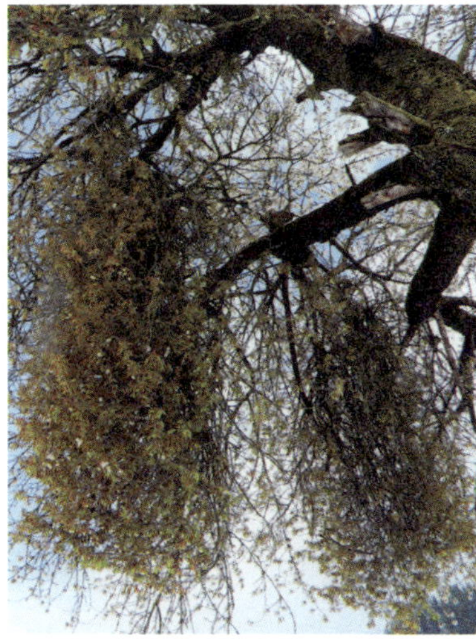

Hexenbesen auf Apfelbaum

Bienenstöcke: Bienen sind, wie durchwegs alle Insekten, *Strahlensucher* und ein entsprechender Standort des Bienenstocks, der Bienenhütte, ist für deren Geschäftigkeit von Bedeutung. In Bienenstöcken, welche über Wasserkreuzungen positioniert sind, gibt es mehr Betrieb und Ertrag, die Vitalität ist offensichtlich vermehrt, der Sammeleifer ebenso. Wenn Sie eine Reihe von Kastenbienenstöcken bewusst beobachten, werden Sie erkennen, dass manche eine oder zwei Etagen mehr »besitzen« als ihre Nachbarstöcke. Das ist ein

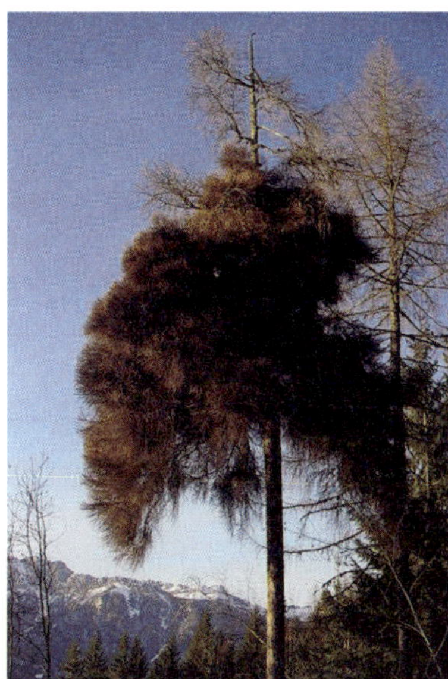

Hexenbesen auf Lärche, »Blitzbaum«

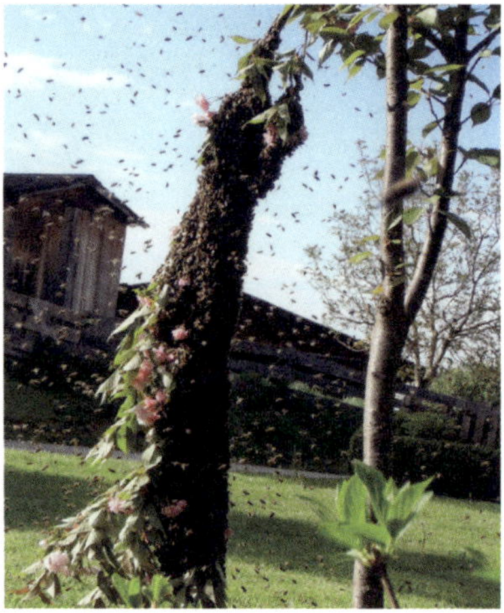

Bienenschwarm über Wasserkreuzung

Hinweis u. a. auf den gesteigerten Arbeitseifer der Bienen jener Behausungen.

Auch *Zwieselungen* von Bäumen oder Bäume mit den Spuren eines Blitzeinschlages sind deutliche Markierungen bei unserer Spurensuche nach radiästhetischen Signalen in der Natur. Wir kennen Bäume, Sträucher oder Blumen, welche ganz bestimmte Platzqualitäten bevorzugen. Sehen Sie in einem Park Bäume mit starkem Efeubewuchs, wird dies auf Wasserführung oder/und Verwerfung hinweisen. Buchssträucher gedeihen über Reizzonen von Wasser besonders gut.

Geiltriebe: Umgangssprachlich heißen sie »Wassertriebe« und entstehen an Stämmen von Obstbäumen aus schlafenden Knospen durch eine offensichtliche »Wachstumsinformation«, welche aus dem Boden kommt. Sie liefern Hinweise auf Wasserführung im Untergrund.

Grasnarben: Der Bodenbewuchs auf einer Wiesen- oder Parkfläche kann auffällige Wuchseigenheiten zeigen, karges oder üppiges Gedeihen des Grases etwa. In der Verlängerung solcher Strukturen sollten Sie auch den Baumbewuchs genau beobachten.

Bei *Hecken* sind oft auffallende Bereiche zu erkennen, an denen die Stauden nicht recht gedeihen wollen. Sie »kümmern« regelrecht. Dabei wird meist an mangelhafte Setzlinge, schlechte Erde, Staunässe oder eine Bodenverdichtung im Untergrund gedacht und neu gepflanzt, jedoch ohne Erfolg. Der Auslöser ist ein Signal aus dem Untergrund. Nicht selten treten am Balkon, wo über mehrere Meter Geranien eingesetzt sind, Stellen auf, an welchen die Blumen deutlich schlechter wachsen als jene nebenan. Dies ist ebenso nicht unbedingt ein Problem des Substrates, sondern könnte ein Hinweis auf eine mögliche geopathogene Belastung sein.

Komposthaufen über Wasserkreuzungen reifen beobachtbar schneller als an anderen, »unbelasteten« Plätzen. Bakterien, Asseln und weitere Helfer bevorzugen solche »Arbeitsplätze« – der entstehende Humus ist ein »lebendiger« Boden.

Anhand der angeführten Beispiele sehen Sie, welche »Neigungen« von Tieren und Pflanzen gegenüber radiästhetischen Einflüssen gegeben sind. Daran wird auch deutlich, dass solche Beeinflussung durch Kräfte aus der Erde Konsequenzen für uns Menschen haben muss, immerhin leben ja auch wir in diesem Umfeld mit seinen Signalen. Die Unterscheidung in *Strahlenflüchter* und *Strahlensucher* ist eine radiästhetische Erfahrung und entsprechend zu beachten bzw. das Wissen darum zu nützen. Interessanterweise bevorzugen vor allem Heilpflanzen Bereiche von »Erdstrahlen-Reizstreifen«, eine Begründung dazu kann ich nicht anführen. Ein markantes Beispiel geben Misteln, die mit Vorliebe auf Bäumen an »belasteten« Standorten gedeihen. Holunder, Kirsch- und Marillenbäume sind bekannte Beispiele für Strahlensucher. Dabei leben sie über den vorhandenen Wasseradern gefährlich, wenn Sie an das Frühjahr denken, wo diese Bäume ordentlich »in Saft« kommen und bei auftretenden Frösten leider oft die Rinde zerreißt. Bleiben solche Schäden aus, tragen die Bäume an jenen Stellen aber reichlich Frucht. Für den Apfelbaum als Strahlenflüchter ist ein neutraler Standort ideal. Bei Belastung versucht dieser Obstbaum durch Drehwuchs und/oder durch schiefes Wachstum auszuweichen.

Diese wenigen angeführten Naturgegebenheiten können für die radiästhetische Arbeit (Mutungen) hilfreiche Signalstellen sein. Wenn Sie nicht radiästhetisch arbeiten wollen, sind sie zumindest ein deutlicher Hinweis auf verborgene »Kräfte« und Informationen aus der Natur.

RADIÄSTHESIE UND BAUTEN

Aus diesen Beobachtungen ergeben sich weitere Gedanken zur Wertigkeit des Standortes in Hinblick auf unsere Baulichkeiten. Kultstätten, dazu gehören im Besonderen alte Kirchen, sind eine äußerst ergiebige Quelle, um radiästhetische Informationen und Phänomene zu beobachten und sich dort einzuüben. Es hat seinen Grund, weshalb exakt an diesen Standorten Sakralbauten aufgeführt wurden. Fachleute, mit den Geheimnissen der Natur sehr verbundene Baumeister, haben deren Längsachsen, die Positionierung der Ein- und Ausgänge sowie Bereiche, wo der Priester bei einer heiligen Handlung steht (Presbyterium, Kanzel als Ort der Predigt), gezielt geplant. Stellen, an denen Säulen und Mauern für den Bau gesetzt wurden, errichteten sie nach klaren Vorgaben der zuvor wohl gemuteten Gitterstrukturen. Offenkundig wurden die Standorte der Kirchen über Reizzonen von Wasser und Wasserkreuzungen, über dem Globalgitter und dessen Kreuzungen mit hoher Genauigkeit bei der Planung berücksichtigt und einbezogen, um vorteilhafte Energien in die Umgebung zu »senden«. Diese verwendeten »Informationsbereiche« lassen sich heute noch exakt dort feststellen, wo sie die Bausachverständigen damals aufgezeigt haben. Einfache und komplizierte Kreuzungspunkte können gemutet werden und aus deren Kombination mit Signalen von Verwerfungen oder Wasseradern sind mächtige »Informationssysteme« gegeben.

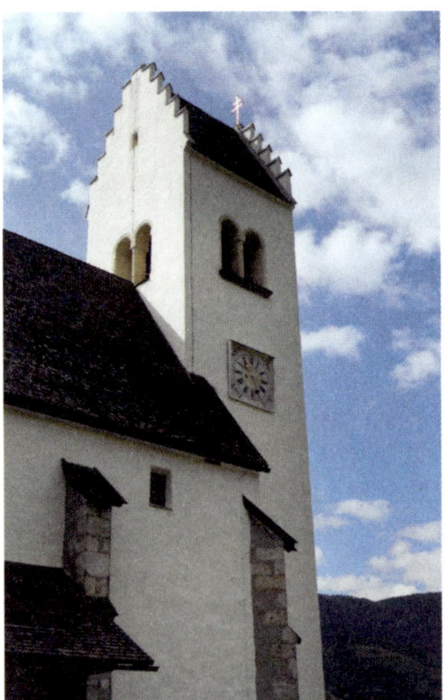

Kirche auf altem Kultplatz (St. Georgen)

Jörg Purner beschreibt in seiner Dissertation »Radiästhetische Untersuchungen an Kirchen und Kultstätten« derartige Energiephänomene ausführlich.

Nach wie vor ist es für mich aufregend, Mutungen an alten Kirchen durchzuführen. Ich bin kein Weltenreisender und genieße die nähere Heimat. Wir haben in Österreich einen Reichtum an altehrwürdigen Bauten für kultisch-kulturelle Zwecke, ein für mich als Radiästhet nahezu unerschöpfliches Reservoir. Kulturgeschichtlich bemerkenswert ist, dass Bauernhöfe im alpinen Bereich und viele Almhütten nicht nur an landschaftlich günstigen Plätzen positioniert sind, sondern auch aus radiästhetisch-geomantischer Perspektive. Der Kamin, früher bewusst mit Mondholz ausgekleidet, um Feuer zu widerstehen, steht über einem neutralen Platz. Dahinter verbirgt sich der tiefere Sinn, dass der Blitz nicht in die höchste Erhebung des Hauses einschlagen wird, da keine möglicherweise »anziehenden« Wasseradern darunter verlaufen. Der Flur wird häufig der Länge nach von einer Wasserader »durchzogen«, hingegen sind in den Räumen rechts und links davon eher selten Störbereiche von Wasser zu muten. Dem Wohlfühl- oder Gesundheitsfaktor der Bewohner dienend, treffen wir Schlafzimmer, Stube und Vorratskammer vornehmlich in diesen Bereichen des Hauses an. Ähnliche Konstellationen mit Gang und seitlichen Plätzen für die Tiere in Anhängehaltung sind in wirklich noch alten Ställen zu muten. Durch Neubauten verschwinden so positionierte Ställe allerdings. Auf Almen mit »alter« Baulichkeit finden wir gleichfalls derartige Konstruktionen.

Die für Körper und Psyche – an religiösen Stätten mag auch von Seele gesprochen werden – genützten Bereiche in Gebäuden und an Kultplätzen liegen immer in geomantischen Zonen und/oder an Kreuzungssystemen. Nicht grundlos werden solche Plätze als »Orte der Kraft« (Blanche Merz) bezeichnet. Stellen von intensiver menschlicher Kommunikation wie Marktplätze, Gebetsräume, Dingstätten sowie Brunnenbereiche erzeugen »Wohlfühlzustände« und können die Gemütsverfassung der anwesenden Personen steigern oder in Bewegung bringen. Wir vermögen dies zu fühlen und zu genießen, ohne darüber nachdenken zu müssen. Deshalb möchte ich Sie dafür sensibilisieren, weil wir das Wissen um solche Zusammenhänge für unser persönliches Wohlbefinden und zur Unterstützung unserer Gesundheit einsetzen können.

Bemerkenswerte »Kraftorte« in unserer heimischen Kulturlandschaft sind oft auch kleine Kapellen, zu denen über lange Zeiträume Menschen einer bestimmten Region gekommen sind, um dort Sorgen abzuladen oder um ein gutes Gedeihen zu beten. Zweifellos wurde an solchen Stellen für Ernte oder Wohlergehen auch gedankt. Mit Sicherheit sind diese Stützpunkte im wahrsten Sinne des Wortes als »Energielieferpunkte« an Wander- bzw. Pilgerwegen zu Rast und Regeneration genützt worden. Hier geschieht offensichtlich mit unserem Vegetativum, dem Körper, »etwas«: Gefühle der Ruhe treten auf, Kraft kehrt zurück – wir erholen uns und die Stimmung wird ebenso günstig beeinflusst. An diesen Kraftorten sind geomantische Zonen – Kreuzungen verschiedener Gittersysteme – festzumachen, ebenso Informationen, welche durch die im Untergrund fließenden Wässer verursacht werden. Die Gitterstrukturen lassen sich durchwegs auch außerhalb der Baulichkeiten feststellen. Es ist anzunehmen, dass die Baumeister wie gesagt jene Kraftlinien gezielt herangezogen haben, um im Bauwerk auch Grenzen aufzuzeigen oder festzulegen.

Hier denke ich unwillkürlich an Baulichkeiten, welche zur Bevorratung von Getreide geschaffen wurden, in meinem kleinen ländlichen Universum sind das die »Troadkästen«. Erheben sie sich noch an ihrem ursprünglichen Standort, vermag der Radiästhet noch heute deren Grenzen in Übereinstimmung mit den Globalgittern zu muten. Die Lagerflächen befinden sich dann im »störungsfreien« Bereich, folglich verringert sich die Gefahr des vorzeitigen Verderbens der sachgerecht gelagerten Ware.

Ein spannendes Phänomen sind Bäume um oder bei Kapellen, welche offensichtlich die »erdgegebenen« Informationen verstärken. Das ist insbesondere dann nachweisbar, wenn Bäume bzw. Kapellen sich über Wasseradern erheben. Die Bäume wirken hierorts wie auch mancher Kirchturm geradezu als »Sender« und geben ihre tellurischen Informationen gleichsam an die Umgebung ab. Von Radiästheten als Wachstum beeinflussende Linien bezeichnet, sind solche Gegebenheiten häufig festzustellen. Diese energie(ab)gebenden Stellen wurden von fühlenden Menschen aufgezeigt und, davon bin ich überzeugt, gezieltals »Krafttankstellen« geschaffen. Bei weiten Wanderungen oder Wallfahrten bringen solche Bereiche tatsächlich erfahrbare Hilfe und neue Kraft für Körper und Psyche. Die biologische Wirkung einer Regeneration, einer Kraftzunahme, ist erfahrbar. Möglicherweise haben Sie schon mehrfach derartig tiefe körperlich-seelische Empfindungen bei einer schlichten Kapelle oder einem Bildstock, welcher ebenso gezielt an »seine« Stelle gesetzt wurde, verspürt. Über kurze oder längere Zeit konnten Personen dort ein sonst nicht vorhandenes Empfinden verspüren. Wenn Sie dies jetzt lesen, »sehen« Sie die Situation beim nächsten Mal gewiss aus einem anderen Blickwinkel.

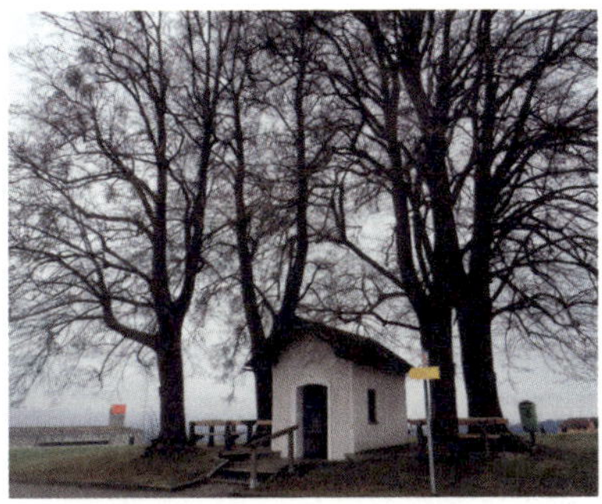

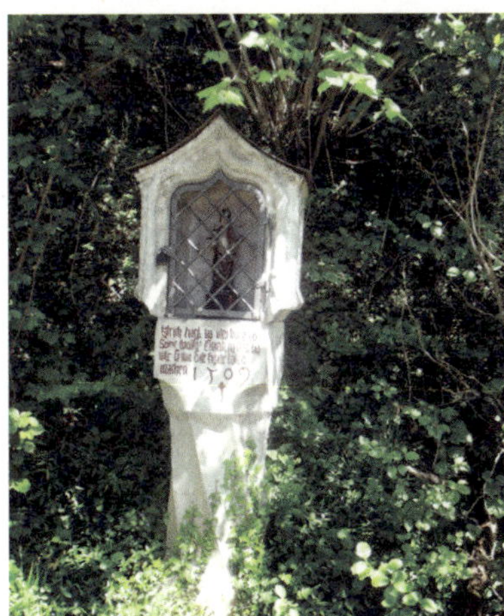

Krafttankstellen

HABEN ENERGIEN AUCH EMOTIONEN?

Diese Frage stelle ich mir immer wieder an jenen Standorten, welche Besuchern als Kult- oder Kraftplatz angepriesen werden. Meiner Beobachtung nach erfahren Personen, die gleichsam fremdenverkehrsmäßig zu derartigen »Kraftorten« transportiert werden, wenige solcher Energien. Das mag daran liegen, dass diese Stätten durch die Vermarktung im Grunde missbraucht werden und ihnen so die Würde genommen wird. Bestärkt werde ich in dieser Behauptung durch den Umstand, dass durch die Reaktionsabstandmessung nach Manfred Curry (vgl. dazu S. 162) an Menschen, die den Ort solcherart frequentieren, keine Zeichen einer Reaktionsabstandänderung feststellbar sind. Da möchte ich jenen danken, welche mich im Rahmen solcher Mutungen in ihr »Privatgeschehen« eindringen ließen. Schilderungen von Teilnehmern derartiger »Kraftplatz-Besuchergruppen« sind hingegen oft von staunenswerter Fantasie. Sie beschreiben vorhandene psychovegetative Zustände oder Gefühlsregungen, die tatsächlich an »Kult- oder Kraftplätzen« möglich sind. Ich glaube nicht, dass Besucher im Kollektiv, also gemeinschaftlich, solches erleben, was später geschildert wird. Das ist aber eine sehr subjektive Aussage, aber dennoch eine öfter von mir festgestellte »Tatsache«.

Darüber hinaus gibt es aber auch vermeintliche Kraftorte, welche in Prospekten als solche bezeichnet und gepriesen werden, jedoch bei radiästhetischer Untersuchung nicht bestätigt werden können. Das ist eine Erfahrung, die ich – mitunter mit anderen Radiästheten gemeinsam – wiederholt machen musste. Bei meinen Wanderungen in einer »einsamen« Talschaft oder Gegend erlebe ich persönlich immer wieder emotionale und radiästhetische Höhepunkte, sobald ich auf eine Kapelle oder kleine, meist verschlossene Kirche stoße, an deren Standort sich viele geobiologische Informationen vereinen. Beobachten lassen sich bestimmte Botschaften am Mauerwerk der Apsis, anhand der Feuchtigkeit und Moose, an Wachstumseigenheiten der

Vegetation in deren Umgebung oder durch eine nahegelegene Quelle. Dies sind für mich wahre Heiligtümer und Orte voller Energie.

Eine gegenteilige Beobachtung ist auch nicht uninteressant, um »Energieverläufe« zu betrachten. Treffen sich mehrere Personen in Kapellen oder oft nur an einer für sie gefühlsmäßig stimmigen Stelle in freier Natur und »sammeln« sich in einer Betrachtung, in Gesang, Gebet oder meditativer Ruhe, so baut sich um sie ein »Kraftfeld« auf. Die radiästhetischen Signale an solchen Standorten sind nicht messbar, doch Emotionen, vegetative Empfindungen und damit verbundene Erscheinungen (Schwitzen, Pulsänderungen, Gefühlsregungen) sind feststellbar. Die Kraft eines Ortes ist für dort befindliche Personen erfahrbar. Unwillkürlich denke ich dabei an den Biologen Rupert Sheldrake, der von einem »morphogenetischen Feld« spricht. Darunter können wir eine »formbildende Verursachung« für die Entwicklung von Strukturen in der Biologie oder Gesellschaft verstehen – hier sind es gemeinschaftliche Gedanken und Erinnerungen, denke ich. Vertiefend zu jenem Geschehen gibt es wissenschaftliche Literatur, welche dieses Thema aus religiöser Sicht bearbeitet. Manfred Josuttis' »Heiligung des Lebens. Zur Wirkungslogik religiöser Erfahrung« kann für Interessierte eine hilfreiche Informationsquelle sein.

GRENZERFAHRUNG

Manchmal gibt es bei den Mutungen Erlebnisse, welche nicht von vornherein klar zu deuten oder zu begründen sind. Hier möchte ich ein für mich ganz besonderes Geschehen beschreiben, welches ich lange nicht deuten konnte, das jedoch öfter vorhanden war. Bei manchen Wohnungsmutungen, zu welchen ich gebeten wurde, verspürte ich schon bei der »Kontaktaufnahme« mit den Räumlichkeiten ein eigenartiges Unbehagen. Bei der Mutung schien es tatsächlich so, als ob ich im Raum keinen brauchbaren größeren störungsfreien Bereich finden könnte. Dies war eigentlich gegen meine sonstigen

Erfahrungen, offensichtlich existierten hier große deutliche »Störzonenbereiche«. Mein Erklärungsversuch bestand in der Vermutung, nicht in guter Verfassung zu sein, um die aktuelle radiästhetische Arbeit ordnungsgemäß zu leisten und daher nicht richtig zu muten. Wie schon angedeutet, kann und sollte ein Radiästhet auch nicht jederzeit Mutungen durchführen. Ich versuche allerdings, meine radiästhetischen Arbeiten immer zu Zeiten ohne Druck vorzunehmen und auch ungünstige atmosphärischen Gegebenheiten (»Spherics«) zu meiden, schließlich will ich möglichst keine Fehler machen und Schaden stiften, sondern Sinnvolles zur Abhilfe auftretender Probleme empfehlen. Für mich galt es nun zu klären, wo hier die Ursache lag und wie sich diese merkwürdigen Gegebenheiten für mich befriedigend deuten ließen.

Bei Gesprächen mit den Wohnungsinhabern, nach etlichen derartigen Situationen, konnte ich eine mögliche, für mich schlüssige Erklärung herausarbeiten. In all diesen Fällen wurde ich nämlich aus bestimmten Gründen von den Betroffenen zur Mutung gebeten, weil – jetzt kommt das für mich so Spannende – schon »Rutengeher« im Hause gewesen waren, starke »Störungen« gemutet und auch mit Geräten diese schädigenden »Strahlen« gemessen hatten. In der Folge wurden Geräte empfohlen und verkauft, welche nun hilfreich »Böses« bzw. »Krankmachendes« zum Verschwinden bringen (sollten). Aus meiner Sicht wurden dadurch »Störfelder« erzeugt, welche dann Bestand hatten. Für mich stellte sich nun die Frage, ob derartige Störfelder durch Zufall entstehen oder ob dies absichtlich geschehen kann. Sie werden verstehen, dass ich dabei als Arzt, der Wissenschaft verbunden, mit solchen »Ereignissen« so manch geistig-emotionalen Kampf geführt habe und mir Geräte zum Messen solcher »Zustände« gewünscht hätte. Diese ungünstigen »Kräfte« ließen sich immer wieder einmal feststellen und waren in ihrer negativen Ausprägung mit dementsprechend schlechten Auswirkungen auf dort lebende Menschen vorhanden.

Ich will dabei nicht an »schwarze Magie« denken und frage mich dennoch, ob eine menschliche Manipulation mit den Kräften der Natur möglich ist. In der Ballade »Der Zauberlehrling« schreibt Goethe: »Die ich rief, die Geister, werd' ich nun nicht los.« Vielleicht hat er hier eine radiästhetische Erfahrung eingebracht. In der gegebenen Situation bebte mein wissenschaftlich-ärztliches Grundgerüst jedenfalls heftig. Bei gelegentlichen Treffen mit anderen Rutengehern sprach ich dieses Phänomen nicht an. Obwohl ich große innere Unsicherheit verspürte, hatte ich das Gefühl, dass ich mich damit lächerlich mache. Ein Kapitel in dem Buch »Radiästhesie – ein Weg zum Licht?« von Jörg Purner brachte mir gleichsam den (ersehnten) emotionalen Befreiungsschlag. Purner beschreibt Selbstversuche mit einem Kollegen, bei welchen sie »negative Reizzonen installierten«, die zu späteren Zeitpunkten feststellbar waren. Also war es doch keine Spinnerei meinerseits, sondern offensichtlich ein mencheninduziertes Geschehen. Und just aus diesem Geschehen kann ich auch die positive Seite solchen Geschehens deuten, betrachten und empfehlen, »positive Reizzonen« aufzubauen. Die schon vorher angeführten Gedanken zu Kraftfeldern an Orten der Meditation oder in Räumlichkeiten, wo sich Menschen treffen, um gute Gedanken und Absichten zu pflegen, ist für mich eine erlebbare Tatsache. Wohlfühlzonen in der Wohnung, in einer Kirche oder im Konzertsaal, nicht zu vergessen in einem guten Wirtshaus, sind für uns mögliche Quellbereiche für Wohlbefinden. Kräfte der Natur verbunden mit »positiven« menschlichen Energien bilden meines Erachtens das Fundament für »Krafttankstellen« unseres Lebens.

Wie schon erwähnt, sind Bauwerke, die an Quellaustritten oder in Kreuzungsbereichen von Globalgittern mit Wasseradern errichten worden sind, keine Zufallsprodukte, sondern von den Baumeistern aus energetischen Gründen exakt positioniert worden. Skeptiker oder Gegner der Geomantie können mit solchen Aussagen nichts anfangen und sprechen von Unsinn oder Okkultismus. Aber wie sollte das

Empfinden fühliger Menschen beschrieben werden? Meine Hoffnung ist, dass die Zeit kommen wird, in der ein Schlüssel zur wissenschaftlichen Erklärung für all dieses noch nicht gültig definierbare Wundersame und Rätselhafte gefunden wird. Jene seit Jahrtausenden festgestellten und benützten »Energien« sind ein Geheimnis in ihrer Ursache und Entstehung und werden dennoch in allen Kulturen genutzt. Bei Pflanzen und Pilzen kennen wir das wirkende Agens, die Substanz, welche gefährlich werden kann oder heilend wirkt. Und bei der »Urwissenschaft Geomantie« können wir nur die Beobachtungen mitteilen – aber diese Erfahrungen sind nicht in messbaren Einheiten anzugeben. Hier haben wir die Möglichkeit, die Geomantie zu nützen und das nicht definierbare »Instrument« Mensch einzubauen. Das Ziel sollte schließlich sein, Wohlbefinden, Gesundheit und Lebensfreude zu erlangen – das ist doch der Wunsch jedes Menschen.

DER STANDORT UND SEINE »WIRKKRÄFTE«

Mit großer Sicherheit ist anzunehmen, dass von unseren Vorfahren Bereiche zu Wohnzwecken benutzt wurden, welche für Mensch und Tier stimmig waren. Nach Möglichkeit strebte man eine gefühlsmäßige Harmonie, eine vom Instinkt gesteuerte Wohnsituation an. Besonders erfahrene Personen haben gewiss auch damals schon entsprechende Hinweise gegeben, dies sowohl für die Wohnbereiche, besonders aber zu Standorten für Kulthandlungen, an denen die anwesenden Personen in gewisse »Stimmungen« versetzt wurden. Jene gezielt benützten Standorte lassen sich in archäologischen Untersuchungen bestätigen. Kultplätze wurden nach geomantischen Kriterien eingerichtet, nach der Christianisierung in der Regel übernommen und mit Kirchen überbaut. Auf diese Weise wurde heidnischer Kult in christlichen umgewandelt. Papst Gregor der Große handelte rücksichtsvoll und klug, als er empfahl, den »heidnischen Glauben« gemäß dem christlichen Wertekanon umzubauen. Die traditionellen heiligen Bereiche zu adaptieren und nicht völlig zu zerstören war das

Anliegen dieses »Knechtes der Knechte Gottes«, wie er sich selbst bezeichnete. Immer wieder aber gibt es religiösen Fanatismus, so ließ Bonifatius durch das Fällen der Donareiche im Jahre 723 einen heidnischen Kultplatz der Germanen entweihen. Auch heute noch wird aus irgendeiner religiösen »Überzeugung« Heiliges vernichtet, wobei meist nicht mehr Religion, sondern die Politik im Vordergrund steht.

Die Informationskraft der Natursignale an die Menschen wurde schon an diesen alten heiligen Stätten bewusst im »positiven« wie im »negativen« Sinne benützt. Unser Vegetativum reagiert immer noch auf diese Signale der Umwelt. Allerdings haben wir oftmals Schwierigkeiten, sie richtig zu deuten. Wie beschrieben, sind uns die feinen Verbindungen zu Signalen aus der Natur aufgrund der massiven Ablenkung durch die visuellen und akustischen Botschaften der modernen Welt über weite Strecken abhandengekommen. Sollte es mir gelingen, Ihre Beobachtungsgabe und Feinfühligkeit zu »reaktivieren«, sodass Sie Erscheinungen und Abläufe in der Natur wissentlich und emotional wieder anders sehen, wäre schon viel erreicht.

Mein Ziel ist es, Ihr Bewusstsein für die Beachtung »neutraler Plätze« zu öffnen und für die Nutzung solcher Standorte zu gewinnen. Vorsorge, Ausbau und Erhalt körperlich-psychischen Wohlbefindens soll ein inneres Anliegen aus Überzeugung werden.

MUTUNGEN MIT »FOLGEWIRKUNG«

In etlichen Büchern zum Thema Radiästhesie und Erkrankungen, insbesondere Krebs, wird Gustav Freiherr von Pohl zitiert. Jetzt ist dieser Autor auch in meiner Publikation gelandet, er war ja Freiballonführer und Rutengeher. Im Jahre 1929 stellte er in einer Dokumentation über Krebserkrankungen, die in der niederbayerischen Stadt Vilsbiburg auftraten, bei seinen Mutungen Folgendes fest: Hier gab es Häuser, dies wurde amtlich bestätigt, in welchen über Kreuzungen von Wasseradern in den letzten 70 Jahren bis zu zwölf Krebstodesfälle zu verzeichnen waren. Die statistische Signifikanz von ernsthaften

Erkrankungen bzw. gesundheitlichen Problemen im Allgemeinen, die in den Arbeiten Pohls sichtbar wird, ist durchaus imponierend. In seinem Buch »Erdstrahlen als Krankheits- und Krebserreger – Forschungen auf Neuland« (1932) schreibt Pohl: »In den unendlich vielen Wohnungen, die meine Mitarbeiter und ich untersucht haben, ist es uns immer wieder aufgefallen, dass die Betten in den Schlafzimmern ausgerechnet so hingestellt waren, dass sie bestrahlt wurden, obwohl in der überwiegenden Mehrzahl der Schlafzimmer Platz genug vorhanden war für ein strahlenfreies Stellen der Betten.«

Für mich ist dies ein wertvoller Hinweis auf die Sinnhaftigkeit, den »neutralen Platz« aufzuzeigen und zu empfehlen. (In späteren Kapiteln wird dies ausführlich geschehen.) Pohl weist lediglich auf »Wasserstrahlen« hin. Wie Sie aber an den bisherigen Ausführungen gesehen haben, gibt es dazu noch Informationen anderer Reizzonen und ihrer Kreuzungsbereiche. Gewiss ist hier die geopathogene Wirkung von Wasseraderkreuzungen mit im Spiel und ein wichtiger Faktor auf dem Weg zur Krankheit, aber es fehlen Hinweise auf andere Ursachen, beispielsweise die Beschaffenheit der Wasserleitungen, etwaige Metallbelastungen (durch Bleirohre) oder bestimmte Ernährungsgewohnheiten der betroffenen Personen, wie der Genuss von konserviertem Fleisch. Letzteres enthält nitrithaltiges Pökelsalz. Wird es bzw. das damit behandelte Fleisch erhitzt, entstehen Nitrosamine, welche krebserregend wirken können. Darüber hinaus wären zusätzliche Aussagen über die Konstellation der Globalgitter an jenem Ort ebenso von Interesse.

Weil Pohl in seiner Arbeit lediglich das Wasser als Ursache für die Erkrankungen in Betracht zieht und sich diese Ansicht bis heute hartnäckig hält, wird immer noch ein gewisses Maß an Angst vor den angeblich »bösen« Wasserstrahlen geschürt. Folglich hält sich auch der Gedanke an »Krebshäuser« in Verbindung mit Wasser am Leben. In meiner nunmehr 40-jährigen Arbeit mit der Materie Radiästhesie/Geopathie habe ich freilich viele Konstellationen feststellen können, welche äußerst ungünstige Einflüsse auf Mensch und Tier hatten bzw. wo tatsächlich eine gesundheitliche Gefahr bestand.

Wohnungen als »Krebshäuser« zu definieren liegt mir fern, da solche geopathogenen Situationen wohl extrem selten gegeben sind. Die Möglichkeit zum sinnvollen und helfenden, in manchen Fällen würde ich sagen rettenden Ausweichen von derartigen Standorten bietet sich in den allermeisten Fällen an. Angst zu schüren gehört keinesfalls zu meinem ärztlich-helfenden Repertoire. Die Überzeugungsarbeit dazu ist allerdings in manchen Fällen nicht einfach. Es gebe ja Abschirmmaßnahmen zu kaufen, wird mir nicht selten zu verstehen gegeben und so der vermeintliche Lösungsweg durch die Betroffenen vorweggenommen. Leider jedoch erweist sich der als ein bisweilen teurer Irrweg. Es wäre ein Fehler, das Wasser beim Gedanken an die Entstehung von Krankheiten zu verteufeln. Vielmehr sollten wir es als unser wichtiges Lebens- und Heilmittel sehen und dankbar dafür sein.

Jene »Energien«, welche durch fließendes Wasser im Untergrund über den Wasseradern entstehen, Wasserstrahlen oder Störfelder, müssen wir freilich ernst nehmen. In zwei Fällen habe ich erlebt, wie durch falsche und unseriöse Angstmacherei – »In diesem Haus kann es nur Krebs geben« oder »Hier ziehen nur gefährliche, negative Strahlen durch« – aus falscher Panik nette Einfamilienhäuser verkauft wurden. Ermuntert durch eine bestehende unglückliche Krankheitskonstellation und aufgrund einer bestimmten Abhängigkeit von esoterischen Beratungen haben sich die Besitzer aus persönlicher Sorge zu diesem extremen Schritt entschlossen, ohne zuvor weitere fachliche Meinungen einzuholen. Von den neuen Hausherren wurde ich gebeten, die Wohngebäude zu muten. Und da zeigte sich schnell, dass vielfältige Möglichkeiten bestanden, den negativen Einflüssen auszuweichen. In all den Jahren, seit ich Mutungen durchführe, gab es tatsächlich nur ein einziges Haus sowie einen kleinen Stall, welche radiästhetisch gesehen völlig unbrauchbar waren.

Für unser Wohlbefinden sind wir an und für sich bemüht, rechte Aktivitäten zu setzen. Dabei ist der finanzielle Aufwand gar nicht das gravierende Thema. Wir haben im Grunde alle entsprechenden Möglichkeiten und können diese nützen. Vielfach reicht es schon, den Lebensstil zu überdenken und zu optimieren. Bedeutsam ist, dass wir hinsichtlich unserer Gesundheit gut und umfassend informiert werden. Dazu gehört auch der vorurteilsfreie Blick auf jene heilbringenden Kräfte der Natur, die vielfach immer noch geringgeschätzt oder verkannt werden: die wichtigen »Informationen« aus Radiästhesie und Geomantie.

Kapitel 5

DAS WERKZEUG DES RADIÄSTHETEN – WÜNSCHELRUTE, PENDEL UND IHRE ANWENDUNG

Bei meinem Interesse an physiologisch-medizinischen Vorgängen im Rahmen der Kneipp- und Regulationsmedizin ist das Gebiet der Radiästhesie/Geomantie eine sinnvolle Ergänzung und bereichernde Hilfestellung. Betrachten wir beispielsweise die Bäume, so entdecken wir an ihnen mitunter ziemlich auffällige Phänomene des Wachstums. Offensichtlich existieren in der Natur wirksame biologische Informationen, welche das Geschehen der Wuchsanomalien bewirken. Was hier die Vegetation des Waldes markant beeinflusst, muss sich grundsätzlich auf alle Lebewesen auswirken. Folglich sind auch wir Menschen davon betroffen, genauer gesagt unsere Zellen, die sich in ständiger Aktion befinden, sich aufbauen und erneuern, ihre vorbestimmten Funktionen ausführen und sich dann geplant abbauen (Apoptose).

Die Überlegung und das Wissen, dass zur Weitergabe biologisch-elektrophysiologischer Signale in unserem Körper, in der gesamten lebenden Materie, geringste Energiemengen nötig sind, machen diese Zusammenhänge enorm spannend. Was dabei in den menschlichen

Zellfunktionen geschieht, ist unglaublich interessant und für physiologisch begeisterte Personen ein gedankliches Universum. Im Mittelpunkt der Überlegungen zu Gesundheit und Wohlbefinden steht also die Tatsache, dass die Körper verschiedener Menschen mehr oder weniger auf deren Umgebung (Exposition) reagieren. Mit Umgebung sind hier Bereiche (Standorte) gemeint, an denen radiästhetisch feststellbare, tellurische Kräfte wirksam sind. Darunter verstehen wir im radiästhetischen Denken »Energien oder Schwingungen« von unsichtbaren »Energiefeldern«. So eine Aussage mag als ein Angriff auf das wissenschaftlich fundierte Weltbild empfunden werden und sie fordert tatsächlich »wissenschaftliche Toleranz« von den Gegnern der Parawissenschaft Radiästhesie.

In diesem Kontext empfand ich Behauptungen einzelner Personen, sie könnten an bestimmten Orten besser schlafen, seien ruhiger und ausgeglichener in ihrem Befinden als äußerst bedeutsam. In ihren Schilderungen wurden oft deutliche Änderungen an vegetativen Empfindungen angegeben. Bemerkenswert waren Aussagen zur Schlafqualität im heimatlichen Schlafzimmer und am Urlaubsort. Immer wieder erhielt ich signifikante Hinweise zum Schlafverhalten der Kinder und wurde über damit verbundene Probleme informiert, welche beim Wechsel des Standorts im eigenen Wohnbereich oder aber bei Verwandtenbesuchen auftraten. An bestimmten Orten mag es auch vorkommen, dass Menschen vegetative Symptome wie Kribbeln, Zittern, Herzklopfen, Wohlgefühle oder Angst empfinden. Ich bezweifle, dass dies nur durch Einbildung oder Fremdbeeinflussung entsteht.

MUTEN UND FÜHLIGKEIT – EIN ERKLÄRUNGSVERSUCH

Ein gutes oder schlechtes Gefühl des Körpers/der Stimmung kennt jeder von uns. Die Fühligkeit, besser die *Strahlenfühligkeit*, wie in der Radiästhesie das Empfinden bzw. Empfangen vorhandener Informationen aus der Natur bezeichnet wird, ist mit Sicherheit in allen Lebewesen vorhanden. Freilich sind jedem Einzelnen unterschiedliche

Stärken und Qualitäten gegeben. Neigungen und Fähigkeiten zu musizieren, Sprachen zu lernen oder sich künstlerisch zu betätigen sind ja gleichfalls verschieden verteilt. Die Möglichkeit, sich in einer dieser Disziplinen zu verbessern, liegt im Eifer des Übens, in der Ausdauer und in der Geduld der jeweiligen Person. Neigungen zu kennen und sie entsprechend auszubauen ist unsere individuelle Chance. Ganz ähnlich verhält es sich mit unserer Fühligkeit, welche bei der Arbeit mit der Rute oder dem Pendel trainiert und ausgebaut werden kann. Die menschlichen Fähigkeiten, Signale der Natur zu empfinden, sind nicht gleichmäßig verteilt. Das heißt, die Fühligkeit (Sensibilität) ist jeweils anders ausgeprägt. Daraus erklärt sich so manche unterschiedliche Aussage zu Empfindungen des Körpers (Vegetativum) an bestimmten Plätzen oder in Räumlichkeiten. Das naturgegebene Mess- bzw. Empfangsinstrument, der »Sensor«, ist der Körper mit seinem Vegetativum. Als Hilfsgerät bzw. Anzeigehilfe verwenden wir eine *Rute* oder das *Pendel*.

DIE ARBEITSGERÄTE DER RADIÄSTHESIE UND GEOMANTIE

Wahrscheinlich haben Sie schon einmal jemanden gesehen, der sich recht eigenartig mit zwei »Drähten« in der Hand über ein Grundstück oder entlang der Straße bewegt hat, und neben ihm standen Baumaschinen, sein Arbeitsgerät. Was der wohl will, werden Sie bei diesem befremdlichen Anblick gedacht haben. Möglicherweise war es ein fühliger Baggerfahrer oder ein Baupolier, der sich vergewissern wollte, ob im zu bearbeitenden Bereich Leitungen vorhanden sind oder nicht. Es gibt solche Talente, welche mit einer Winkelrute, aus gebogenem Schweißdraht gefertigt, Aussagen durch ihre Mutung treffen können. Bei einigen von ihnen erhielt ich die Auskunft, sie würden nur vorhandene Leitungen finden, sonst aber würden sie sich mit der Rutengeherei nicht befassen. Man könnte diese Menschen also als einfache Menschen mit signifikantem Naturbezug bezeichnen.

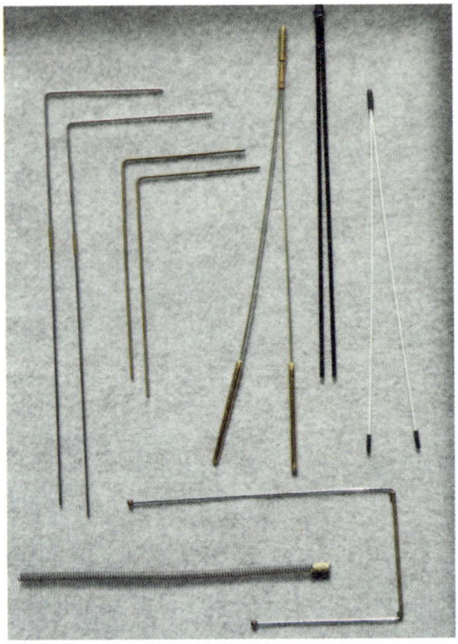
Verschiedene Ruten als Anzeigehilfe

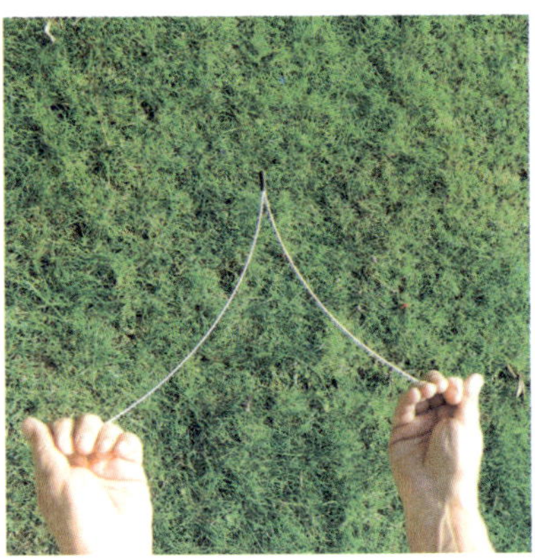
Untergriff

Das ursprünglichste radiästhetische Arbeitsinstrument wird wohl ein einfacher Stab gewesen sein, der »Zeigestab«, quasi eine Einhandrute. Zumal wir zwei Hände haben, neige ich dazu, die Gabelrute, von einer Staude oder einem Baum genommen, als »Urwerkzeug« anzusehen.

Meine radiästhetische Arbeit begann, wie ich es eingangs beschrieben habe, mit einer Zwieselrute. Alfred Moser hat mich dabei unterwiesen, wie sie zu halten ist. Mein Griff ist der *Untergriff*, wo bei der Rutenhaltung der Handteller nach oben zeigt. Manche Rutler nützen hingegen den *Obergriff*, also den Handrücken nach oben. Da ergibt sich die Frage, welche Maße so eine Rute haben sollte. Meine subjektive Erfahrung war von der Intensität der »Rutenreaktion« her etwa die Länge des Unterarmes. Später haben mir erfahrene Rutler erklärt, dass die Länge der Elle das Maß sein soll – da bin ich aus meiner Eigenerfahrung also nicht schlecht gelegen. Zum Testen und Üben empfehle ich die Länge einer Zwiesel zu verwenden, welche gefühlsmäßig am angenehmsten ist. Hier wäre wiederum wissenschaftlich das Bindeglied zwischen Natur und Antennenphysik zu bearbeiten. Welches Naturprodukt als Anzeigehilfe, Rute, verwendet wird, ist nicht dogmatisch starr zu definieren, denke ich. Eine frische Weide oder Hasel ist sehr elastisch und daher als »Zeiger« besonders beweglich. Im Prinzip eignet sich jedes zwieselartige Gebilde als Anzeiger, egal ob ein Grashalm oder eine Astgabel von einer Fichte: Der Mensch ist das »Messinstrument«, die Rute über die entstehende Muskelreaktion nur ein Zeiger.

Im Zusammenhang mit Natur und Physik ist von Reinhard Schneider ein radiästhetisches Gerät entwickelt worden, die *Lecher-Antenne* (Lecherrute), wo mit Welleneinstellungen über eine Platine gearbeitet wird. Ich glaube, dass damit wohl nur besondere Könner arbeiten sollten. Ich persönlich habe bei diesem Mutungsgerät ein großes Denkproblem: Hier werden nämlich Frequenzen bezogen auf ein zu mutendes »Feld« eingestellt – die Frage ist, ob damit gemutet oder gemessen wird. Diesen Grad des Wissens und Könnens habe ich nicht erreicht. Ich arbeite mit der mentalen Mutung – eine Methode, die ich auch jedem Anfänger empfehlen würde. Es widerstrebt mir, Instrumente mit definierten Frequenzangaben oder Grifflängen zu verwenden, wo wir die »Ursache« der »Informationsenergie« nicht kennen und benennen können. Hier sehen Sie am deutlichsten meine ärztliche kritische Gespaltenheit zwischen Wissenschaft und Parawissenschaft.

Wie dem auch sei, der Radiästhet empfängt das »Signal« bei der Mutungstätigkeit über den entsprechenden Reizstreifen und verwendet als Anzeigehilfe verschiedene Formen von Ruten oder Pendel. Im Folgenden werden einige davon erklärt.

Gabelrute: Sie kann aus Holz, Metall oder Kunststoff angefertigt sein.

Winkelrute: Dem Aussehen nach wird sie auch als *L-Rute* bezeichnet. In den Händen wird ein kurzer Teil gehalten, welcher sich widerstandsarm bewegen lässt; der horizontal, etwa im rechten Winkel vom Körper weisende längere Teil der Rute kann als »Antenne«

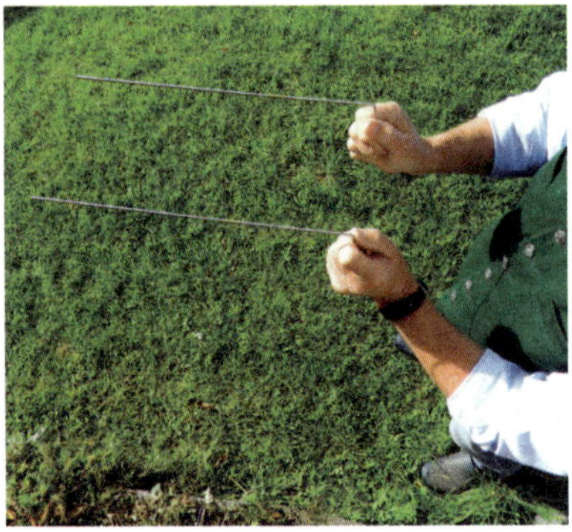

Arbeit mit der Winkelrute

angesehen werden. Ausgangsstellung ist die Parallelhaltung der Arme. Je nach mentaler Abstimmung erfolgt im »Signalbereich« ein Überkreuzen oder Auseinanderweichen der Rutenarme, also nach Abfrage »Ja« oder »Nein«.

Die *Spiralenrute* ist eine kleine Metallspirale, welche unter gewisser Spannung gehalten wird und durch Rotation meine Mutung anzeigt.

Das *Pendel* besteht aus einem an einem Faden hängenden kleinen Körper, der im Grunde aus jedem festen Stoff bestehen kann. Das Pendel ist hier ebenso der Anzeiger, der Mensch das fühlige Messinstrument. Aus Erfahrung verwendet der Pendler ein Material, mit dem er offensichtlich am besten harmoniert. Ebenso verhält es sich mit der Länge des Aufhängefadens: Auch hier wird sich durch Übung und Erfahrung das individuell am besten Geeignete zeigen. Manche Pendler setzen je nach Mutungsfrage unterschiedliche Materialien oder Formen für ihr Arbeitsgerät (Pendel) ein.

Sollten Sie durch die Lektüre angeregt sein, radiästhetisch zu arbeiten zu beginnen, rate ich Ihnen, eine frische, nicht ausgetrocknete Zwiesel zu nehmen. Mit einer einfachen Winkelrute, einem im rechten Winkel gebogenen Schweißdraht von einem Millimeter Stärke, hätten Sie auch eine probate Rute zur Hand, um erste Versuche zu starten. Nehmen Sie Ihre Mutungen vorerst mit diesen »Anzeigehilfen« in freier Natur an Stellen vor, wo eine Reizzone durch Wasser wahrscheinlich erscheint. Später kann bei weiterer Erfahrung – dies geht nur durch regelmäßiges Üben – je nach persönlichem Empfinden das entsprechende Arbeitsgerät gewählt werden. Technisch gesprochen sind Sie selbst als empfangendes »Instrument«

die Software und die Rute oder das Pendel als Ihr anzeigendes Hilfsgerät ist die Hardware.

Um im Freien durch Witterungseinflüsse (Wind) oder Eigenbewegung nicht fehlerhafte Mutungsausschläge zu erhalten, ist es sinnvoll, mit der Rute zu arbeiten, denn das Pendel erweist sich dabei durchwegs als labil. In Räumlichkeiten mag es die idealere Lösung sein. Zu guter Letzt kommt es darauf an, mit welchem Arbeitsgerät Sie lieber und sicherer arbeiten. Bei mir sind dies situationsbedingt die Ruten.

☞ *Wirkung und Nebenwirkung:*

Wahrscheinlich konnten Sie schon beobachten, wie Personen, meist sind es Frauen, geradezu theatralisch in der Obst- oder Gemüseabteilung eines Geschäftes von Kiste zu Kiste schwirren und mit einem Pendel prüfen, welche Ware geeignet sei, um in den Einkaufskorb zu wandern. Daraufhin erfolgt ein Wechsel zu den Teigwaren und Gewürzen in derselben Absicht, und das Prozedere wiederholt sich eindrucksvoll. »Das Pendel weiß alles genau«, lautet hier die Auskunft auf meine erstaunte Frage nach dem Grund für dieses Tun. Wenn mehrere interessierte Zuschauer sich ansammeln, wird die Aktion noch ausgiebiger und die Pendelreaktion noch heftiger. Für mich ist es immer wieder amüsant zu hören, welche »gesundheitsrelevanten« Antworten (etwa die Empfehlung zu »Engelsprays«, die wahre Wunder wirken) ich erhalte, wenn ich da inkognito um Auskunft bitte. Es ist wichtig, derartige »Informationen« nicht kritiklos und unbedacht aufzunehmen.

DER FÜHLIGE MENSCH ALS EMPFANGSGERÄT UND SEIN HILFSGERÄT, DIE RUTE

Die *Fühligkeit*, welche wir Menschen besitzen, ist unterschiedlich ausgeprägt. Sobald diese Fähigkeit »aktiviert« wird – und daran wollen wir arbeiten –, lässt sie sich durch fleißiges Üben weiter ausbauen. Erfahrene Rutengeher bzw. Pendler vermögen die »Kommunikation«, jene geheimnisvolle Mitteilung aus der Natur, nur mit den Händen als »Antenne« und »Anzeigegerät« aufzunehmen und anzuzeigen. Dies kann durch ein Schnippen, ein gegenseitiges Abgleiten von Daumen und Zeigefinger sein. Für mich besteht ein gewisses Kribbeln in den Fingern, bevor es zu dieser Reaktion kommt. In gewissem Maße gelingt das jeder fühligen Person – es ist allerdings ordentliches Training erforderlich, womit diese Methode für den Einstieg in die Arbeit mit der Radiästhesie/Geomantie wohl nicht den sichersten und effektivsten Weg darstellt. Aus diesem Grund sind Ruten oder Pendel als entsprechende Hilfsgeräte zum Anzeigen der naturgegebenen Signale vorzuziehen. Es handelt sich um unterschiedliche »Arbeitsinstrumente«, welche letztlich denselben Zweck erfüllen.

Ein vom Körper erfahrenes Signal wird über entstehende Muskelreaktionen angezeigt – darüber denken wir gleich gemeinsam nach. Mit welchem Instrument jemand arbeitet, ist subjektiv und hängt jeweils von der persönlichen Erfahrung bzw. Einstellung ab. Das Spannende, die Freude oder die Überraschung für den Einzelnen tritt auf, wenn sich das Arbeitsgerät bewegt und sich die Information an den Körper als Rutensignal zeigt. Die entstehende, innewohnende »Kraft« zu verspüren stellt immer wieder ein überwältigendes Erlebnis dar. Mit unseren fünf Sinnen können wir eine Unzahl von Eindrücken erfahren – hier wird aber der oft gebrauchte Begriff »der sechste Sinn« plötzlich zur »bewegten Tatsache«. Weil es so wichtig ist, darf ich Sie noch einmal darauf hinweisen, dass die fühlige Person das »empfangende« Instrument darstellt und nicht die Rute oder das Pendel.

☞ *Wirkung und Nebenwirkung:*

Bitte sehen Sie sich jetzt nicht als ein Wesen an, das von überirdischen Kräften erfüllt wäre und dem Trugschluss erliegt, als eine Art »Kanal« göttlichen Geschehens oder bestimmter Geistwesen zu fungieren.

Leider ist immer wieder zu beobachten, wie manche Pendler/Rutler aus Überzeugung oder Geschäftsinteresse Personen überzeugen, welche Energien in ihrer Arbeit verborgen seien und welche Aussagen sie durch »höhere Fügung« machen könnten. Manch verkaufstechnischer, psychologischer Trick wird erfolgreich angebracht. Dabei entstehen immer wieder nicht gerade vorteilhafte persönliche und finanzielle Abhängigkeiten. Auf dieser Ebene geschieht aus meiner Sicht leider viel Unangebrachtes, oft sogar Schädliches für Körper und Geist. Als Arzt und Radiästhet sind das schmerzhafte Erfahrungen für mich.

Den Kräften der Natur Beachtung zu schenken ist wichtig und sinnvoll, aber was auf dem Markt mit »Energien feinstofflicher und anderer Arten« zu haben ist, sehe ich als Fehlentwicklung an. Seriöse und hilfreiche radiästhetische Arbeit stellt ein hilfreiches Geschehen dar, welches wir ja bewirken wollen. Wo dann die Grenze zwischen Ehrlichkeit, Seriosität und »Verführung« - ich möchte dies als Scharlatanerie bezeichnen - verläuft, mag für so Verführte nicht immer ganz klar sein. Daher mache ich stets von Neuem auf solche Ungereimtheiten aufmerksam. Aus eigener Praxis könnte ich über »Beratungen« berichten, wo von möglicherweise lebensrettenden Operationen abgeraten wurde mit der seltsamen Begründung: »Das Medium weiß durch das Pendel die sichere Antwort!« Hier wird die Grenze zu tatsächlicher Realitätsverweigerung oftmals überschritten. So konnte ich erleben und beobachten, wie hilfesuchende oder regelrecht fehlgeleitete Personen die Feststellungen des Pendlers oder der Pendlerin völlig kritiklos als absolut richtig angenommen haben, da doch das Pendel in deren Hand »allwissend« sei. Solche emotional-psychische Abhängigkeiten sind nicht selten.

WAS FÜHLT UND WIE REAGIERT DER RUTENKUNDIGE?

Die Frage, was und wie der Rutenkundige bei den Mutungen fühlt, ist keineswegs leicht oder sicher zu erklären. Zur Wiederholung: Die Fühligkeit ist in jedem von uns in einer bestimmten »Dosis« vorhanden. Doch jetzt kommt das »Aber«: Durch unsere Reizüberflutung ist das Empfinden und Erfühlen solcher Signale gestört oder unterdrückt, man kann auch technisch formuliert von heruntergeregelt sprechen. Als Menschen nützen wir häufig nicht mehr bewusst die Kräfte der Natur. Dadurch verlieren wir die Fähigkeit, auf unsere Instinkte adäquat zu reagieren. Die vielen Empfindungsqualitäten unseres Körpers im Bewussten oder im Unbewussten sind eine wertvolle Gabe und wir könnten uns dabei, vielleicht etwas erhaben formuliert, als ein wunderbares »Messgerät« bezeichnen. Dabei unterschätzen und missachten wir tatsächlich unsere angeborenen oder auch ererbten Körperreaktionen, welche im Rahmen des Regulationsgeschehens des Körpers in mancher Hinsicht lebenserhaltend sind. Viele dieser Instinkte stumpfen mit zunehmendem Alter ab, und das zu unserem Nachteil. Säuglinge und Kleinkinder dagegen benützen jene Instinkte noch. Sie reagieren naturgegeben, während wir Erwachsenen dagegen arbeiten. Ein Säugling, der zu viel getrunken hat, lässt das Überangebot an Flüssigkeit einfach aus dem Mund herausfließen. Das wird von den besorgten Eltern falsch interpretiert. Sie meinen, das Kleinkind hätte durch das »Erbrechen« ein Nahrungsdefizit, es müsse weiter Nahrung erhalten und wird neuerlich, gegen sein natürliches Verhalten, gefüttert und damit überfüttert. Die Natur zeigt es, wir arbeiten dagegen.

☞ *Wirkung und Nebenwirkung:*

In wie vielen Fällen gibt uns der Körper ein Signal: Er möchte Ruhe finden, um seine Kraft zu regenerieren – wir »unterstützen« ihn mit stimulierenden Mitteln und treiben uns in einen erst versteckten Erschöpfungszustand, dann so weit, bis dieser überforderte Körper mit ernsthaften Krankheitssymptomen als Notbremse reagiert. Der Organismus hat staunenswert viel Potenzial, um zu korrigieren, zu regenerieren und auszugleichen. Sobald freilich seine Regulationsfähigkeit erschöpft ist, tun sich große Schwierigkeiten für Leib und/oder Psyche auf.

WIE REAGIERT DER »STRAHLENFÜHLIGE« BEI SEINER ARBEIT?

Auf der Suche nach einem Erklärungsversuch dieser naturgegebenen Fühligkeit, stehe ich als Mediziner betroffen da, habe ich doch festgestellt, dass sich nichts aus der Materie der Mutungen direkt messen lässt. Es wäre auch ein Märchen zu behaupten, die Rute oder das Pendel habe das Wissen, die »Erkenntnis« gleichsam in sich. Dies ist jedoch ein weit verbreiteter und von esoterischen Geschäftemachern propagierter Irrtum. Wunschdenken wird dabei großmächtig ausgespielt und veranlasst die Muskelreaktion zur Rutenbewegung oder Pendelreaktion. Hier kann tatsächlich von »Irrglauben« gesprochen werden.

Unsere Körper reagieren mehr oder weniger auf »Informationen« aus der Natur. Diese radiästhetisch relevanten Bereiche »erfährt« bzw. empfängt die mutende Person. Um nun jene Reizzonen oder Felder aufzuzeigen und den Körper mit seinem Steuernervensystem reagieren zu lassen, muss vorerst eine klare Frage gestellt werden. Diese mentale bzw. geistige Abstimmung ist notwendig, um eine sichere »Ja-Nein-Antwort« zu erhalten. Zum Beispiel: »Ich suche fließendes Wasser, dieses Gitternetz (Curry, Hartmann) oder eine Verwerfung.«

Aufgrund unserer Strahlenfühligkeit empfangen wir also »Signale«. Fühligkeit ist Mensch und Tier von Natur aus gegeben und wird bewusst oder unbewusst unterschiedlich wahrgenommen und genützt. Meines Erachtens ist sie nicht erlernbar, sondern eine angeborene »Begabung« – bei Vorhandensein ist sie jedoch gewiss trainierbar und erweiterungsfähig. Während meiner Unterweisungen in Kursen habe ich die Erfahrung gemacht, dass bei den meisten Menschen eine solche Veranlagung besteht. Nur bei ganz wenigen lassen sich trotz aller Mühe keinerlei Reaktionen von Rute oder Pendel erreichen. Dass der Rutenausschlag »geschieht«, ist eine Tatsache. Aufgrund von Eigenbeobachtungen und durch die Berichte vieler Radiästheten bin ich von diesen »Kräften« und der Möglichkeit, sie zu erfühlen, anzuwenden und entsprechend zu nützen, felsenfest überzeugt.

☞ *Wirkung und Nebenwirkung:*

Wenn Sie beim Lesen das Verlangen verspüren, selbst radiästhetisch aktiv zu werden, freue ich mich natürlich. Ohne Sie bremsen zu wollen, möchte ich Sie auf zwei besondere Gefahren hinweisen, nämlich Selbsttäuschung und Selbstüberschätzung. Ein besonderes Risiko, in ein solches Fahrwasser zu geraten, ist die Tatsache, dass es »Suchende« gibt, welche von vornherein planen, mittels Radiästhesie/Geomantie Geld zu verdienen und sich nach einigen Rutenausschlägen schon zu Hohem berufen fühlen. Dem kann ich nur entgegnen: Übung, Übung und wieder Übung macht den Meister. Erfahrungen sammeln und die Ergebnisse säuberlich dokumentieren, mit erfahrenen Radiästheten Mutungsvergleiche anstellen und eine gewisse Demut der Natur bzw. seinem Ego gegenüber entwickeln – nur so kann der Weg zum Erfolg gelingen.

Verständlicherweise lieben wir es, zu Vorgängen, welche wir beobachten oder mit denen wir uns befassen, klare Erklärungen oder Definitionen zu erhalten. Einen Ablauf, ein Geschehen zu verstehen ist ein Lernprozess bzw. eine Erfahrungssache, welche uns manchmal schwer- oder aber durch manche Vorbildung auch leichtfällt. Die Erklärung, weshalb bzw. wodurch ein Rutenausschlag erfolgt, muss das komplexe Phänomen berücksichtigen, dass der Körper ein »Signal« empfängt, welches im physikalischen Sinne nicht definiert werden kann und dennoch durch eine Muskelreaktion angezeigt wird. Versuchen wir daher, diesen irritierenden Sachverhalt schrittweise zu erläutern.

Die mutende Person »empfängt« eine »Information« von einem Gegenstand oder mutbaren Reizstreifen. Auf diese Reizzone oder das zu mutende Objekt muss der Radiästhet über »sein Sensorium« gedanklich eingestellt, das heißt abgestimmt sein. Dabei entsteht offensichtlich eine Resonanz mit diesem Objekt bzw. der »Energie« der vorhandenen Reizstreifen. Die mutende Person muss sich darauf konzentrieren und andere Störgedanken ausschalten. Das ist gewiss keine einfache Übungssache. Vermutlich werden dabei über ein Zentrum für Reflexe im Rückenmark, Regulationszentren bzw. Kerne im Hypothalamus an die Nervenbahnen Signale weitergegeben, die dann die Muskulatur des Radiästheten, die fühlende Hand beeinflussen, zum Ruten- bzw. Pendelausschlag führen und das zu suchende (mutende) »Objekt« bestätigen oder anzeigen. Hier darf eben kein Wunschdenken entstehen, sonst kann alles, was ich mir erdenke und wünsche, bestätigt oder ausgeschlossen werden. Die Forderung oder das Ziel ist ein »Wenn-Dann-Geschehen«: *Wenn* die Information vom gesuchten »Objekt« kommt, *dann* soll der Rutenausschlag erfolgen. Diese Form der Ruten- bzw. Pendelarbeit wird daher nach Abbé Alexis Mermet als *mentale Radiästhesie* bezeichnet.

Hoffentlich für Sie nachvollziehbar, könnte die Erklärung einer Mutung somit folgendermaßen lauten:

1. Ein Rutler bzw. Geomant denkt intensiv an die zu mutende »Sache«: Er programmiert sich und »sendet« einen Impuls, seine Information aus.
2. Der gesuchte Reizstreifen, z.B. fließendes Wasser, »sendet« ebenfalls seinen »Impuls« aus.
3. Es entsteht eine Resonanz und das Regulationszentrum (Vegetativum) reagiert über die Muskulatur, wobei der Rutenausschlag »entsteht«.

Bitte versuchen Sie diesen Gedankengang als mögliche Hypothese anzunehmen. Aus meiner Sicht ist sie von vielen vorhandenen Theorien die treffendste.

ERTRÄUMTE UND VORHANDENE WISSENSCHAFT

An dieser Stelle möchte ich noch eine Überlegung einbringen, die allerdings Ihren Verdacht bestärken könnte, der Autor lebe in einer physiologisch-biologischen Fantasiewelt. In meinen Gedanken schließe ich nicht aus, dass wir Menschen vielleicht einen besonderen »Energiekanal« bzw. noch nicht erkannte Nervenzellen besitzen, welche einen »Sensoreffekt« auf geobiologische Signale ausüben, diese aufnehmen und an ein Zentrum im Gehirn weiterleiten. Wir kennen z. B. Rezeptoren, Signalempfänger, welche die Temperatur aufnehmen und uns entsprechend reagieren lassen. Das Wünschelrutengeschehen stellt ein kompliziertes Geschehen dar und fraglich ist auch, welche medizinisch-biologische »Abteilung« die idealste Institution zur Abklärung dieser Geschehnisse wäre.

Ungeachtet der Schwierigkeiten jener Materie halte ich an meiner Vision fest, dass die Neurowissenschaft irgendwann einmal dieses Geschehen schlüssig erklären kann, eine Antwort geben wird, was in welcher Hirnregion konkret geschieht und wie die Signale durch das Nervensystem laufen. Die Neurowissenschaft und ihre bildgebenden Möglichkeiten sind ein hochsensibler Forschungszweig mit großem Potenzial.

Zur Entstehung der Signale in unserem Gehirn und deren Weitergabe liefern uns die Neurophysiologen schon staunenswertes Bildmaterial. Es ist u. a. technisch darstellbar, wie Menschen fühlen. Deshalb wäre es doch aufschlussreich, wie dies bei Personen abläuft, die eine radiästhetische Fühligkeit besitzen, welche Areale des Gehirns oder welche Kerne in unserem Stammhirn ihre Signale in das Nervensystem feuern. Vorerst aber müssen wir akzeptieren, dass mit naturwissenschaftlichen Methoden nicht alles zu messen ist. Hans Mayer und Günther Winklbaur zitieren in ihrem in den 1980er-Jahren erschienenen Buch »Biostrahlen« den Pendler Paolo Pareti, dem ich aus Überzeugung zustimme: »Radiästhesie ist ein Instrument des Wissens und des Handelns, das außerhalb der normalen fünf physiologischen Sinne gehandhabt wird. Es gibt keine Grenzen dieser Kunst. Sie wird nur begrenzt durch die persönlichen Eigenschaften derer, die sie ausüben.«

☞ *Wirkung und Nebenwirkung:*

Noch einmal möchte ich betonen, wie wichtig es ist, bei den Mutungen keine eigenen Wunschvorstellungen zu erzeugen, sozusagen gewünschte Ergebnisse vorauszuplanen. Hier liegt sicher auch der Grund, dass bei manchen Personen die Rute oder das Pendel »alles kann«. Somit ist es unendlich wichtig, völlig vorurteilsfrei, also frei im Kopf von ablenkenden Gedankengängen oder »Wunschaussagen« zu sein.

WELCHEN SINN HAT DIE ARBEIT MIT RADIÄSTHESIE?

Radiästhesie ist Erfahrungswissen(schaft) mit einer langen Geschichte. Darauf wollen wir weiter unsere Gedanken aufbauen. Ich fühle mich mit dieser »Technik« sehr verbunden. Die kritische Frage ist für mich, wo die Grenze zu seriöser Naturwissenschaft, Parawissenschaft und Hexenglauben verläuft. In meinen Aufzeichnungen steht eine Notiz aus einem Buch von Herbert Schäfer, worin er feststellt: »Erdstrahlenaberglaube scheint den Hexenglauben abzulösen!« Die Verbindung der Bereiche Arzt, Wissenschaft, Zweifel und Überzeugung stellt manchmal eine eher ungute, trübe, zum Denken anregende Mischung dar, welche geklärt werden sollte.

Meine Überlegungen als Mediziner gehen dahin, dass die vorhandenen tellurischen Signale, welche zu den Zellen gelangen, Wirkkraft erzeugen. Zarteste anhaltende Reize versetzen unseren Körper in der Gesamtheit seiner Zellstrukturen in »biologischen Stress« von offensichtlich nachteiliger Wirkung – dosisbedingt handelt es sich also um ein negatives Signal. Von den Radiästheten stammt dazu die Bezeichnung *geopathogen*. Unter Geopathologie wird eine Wissenschaft verstanden, die sich mit der krankmachenden Wirkung von Erdstrahlen auf den menschlichen Körper beschäftigt. Als Arzt möchte ich solche Schaden erzeugenden Einflüsse weitgehend ausschließen und eindämmen, dem Zellstoffwechsel im Körper ein störungsfreies Umfeld geben, um schädigende Kräfte und Möglichkeiten einer nachteiligen Zellveränderung hintanzuhalten.

DAS ÄRZTLICHE ZIEL

Die radiästhetische Grundsubstanz, über die ich verfüge, erscheint mir einfach, aber ausreichend, um meine Mutungen als »Komplementärmedizin« anzuwenden. Das ärztliche Grundanliegen muss lauten, Standorte aufzuzeigen, welche neutral, also »strahlungsfrei« sind, bzw. Rat zu geben, um von »belasteten« Standorten wegzukommen, Vorsorge und Heilung zu initiieren. So denke ich mir, dass ein Arzt mit einem nassen Handtuch, in der Fieberbehandlung etwa, oft mehr erreichen kann als mit einer Schachtel von Medikamenten. Hier mag die Grundeinstellung gelten: »Weniger ist mitunter mehr«. Mit diesen wenigen, allerdings mit großer Sicherheit mutbaren »Elementen« vermag ich gezielt zu arbeiten. Gefühls- und wissensmäßig bin ich da ein zufriedener »Kleinbauer« und nicht ein Farmer, welcher über Unmengen an Geräten verfügt, mit denen er auffährt.

☞ *Wirkung und Nebenwirkung:*

Das Spannungsfeld von Natur, Beobachtbarem und nicht Definierbarem (Parawissenschaft) sowie der Physik (universitäre Wissenschaft) stellt eine spannende Angelegenheit dar. Der Vergleich von »Erfahrungsheilkunde« und deren Anwendung (komplementäre Medizin) und »Schulmedizin« drängt sich auf – und wir könnten um diese Materie ausgiebig zu philosophieren beginnen. Die Spanne zwischen Erfahrung und fundamentaler Wissenschaft ist ebenso spannend wie die Frage, was denn zuerst dagewesen sei – die Henne oder das Ei?

DAS BEACHTEN ANDERER SIGNALGEBENDER BEREICHE – GLOBALGITTER

Das Muten von bewegtem Wasser bzw. dessen Information aus dem Untergrund stellt die »Grundausstattung« jedes Radiästheten dar. Das Aufzeigen von »Wasseradern« und deren Reaktionszonen gehört zum ersten Übungsgebiet (vgl. S. 122). Wenn dies gelingt und erübt wird, kann man freilich bald feststellen, dass noch weitere Informationen aus dem Untergrund mutbar sind, welche für das menschliche Gesundheitsgeschehen hohe Relevanz besitzen. Gerade dieser Zusammenhang mit dem Geschehen in der Natur, aber auch subjektive Aussagen und Empfindungen von Personen oder Beobachtungen zu deren vegetativem bzw. gesundheitlichem Zustand liefern Gedankenanstöße, weiter nach verborgenen Signalgebern in der Natur zu sondieren.

Die radiästhetischen Übungen in freier Natur und die zunehmenden Erfahrungen daraus faszinierten mich sehr. Die Beobachtung von Wuchs- und Gedeihphänomenen an Pflanzen zeigten mir gewisse Einflüsse von »Informationen« aus dem Boden. Ich konnte vorerst Wasser bzw. »Wasserstrahlen«, diese Reaktionszonen über unterirdischen Wasserläufen, mit großer Sicherheit muten und habe all jene sichtbaren Wuchseigenheiten der Information durch »Wasserstrahlen« verursacht gesehen.

Bei meiner radiästhetischen Arbeit war ich anfänglich gewissermaßen als Autodidakt unterwegs. Wenn ich später in meinem »Forscherdrang« arbeitete, aber nicht nach fließendem Wasser mutete, zeigten sich weitere »Signale« in Form von Rutenausschlägen. Die Rutenausschläge waren da, ich konnte sie aber nicht einordnen und ebenso wenig interpretieren. Meine mentale Einstellung war: »Gibt es hier noch weitere auf mich wirksame Signale aus dem Boden, welche ich nützen soll?« Auf diese Frage hin zeigte sich ein klares Rutensignal. In Ernst Hartmanns Buch »Krankheit als Standortproblem« fand ich schließlich Hinweise auf die sogenannten *Gitternetze*, daher kam offensichtlich das Signal, so dachte ich jedenfalls.

Diese von mir angeführten »anderen Signale« und mutbaren Strukturen sind offensichtlich Elemente einer anderen »Strahlungsquelle«. Zu deren Ursache, so habe ich es nachgelesen, kursieren verschiedene Theorien. Wie auch immer deren Entstehung erklärt wird, es sind mutbare, feststellbare Netze, die im Allgemeinen geradlinig verlaufen. Im Bereich von Wasseradern, insbesondere deren Kreuzungspunkten, »verziehen« sich diese Linien häufig. Solche Veränderungen finden sich auffallend oft an Zugängen zu Kultstätten und energiereichen Plätzen. Hier beobachtete ich durch meine Mutungen geringere Abstände einzelner Gitterstrukturen. Wie sich diese Energien, Wasserstrahlen und Gitternetze gegenseitig beeinflussen, ist nicht klar, doch mit Unterstützung physikalischer Begriffe hilfreich »erklärbar«. Es könnte sich um Modulationen oder um ein Interferenzgeschehen handeln. Reine Hypothese freilich, da wir ja nicht wissen, welche Beschaffenheit diese »Strahlen« von Natur aus besitzen.

Die radiästhetische Literatur (vgl. Adolf Flachenegger, Lehrbriefe für Rutengänger und Pendler, Brief 10) berichtet, dass schon die Radiästheten Peyré und Hiller um 1930 ein Strahlungsmuster

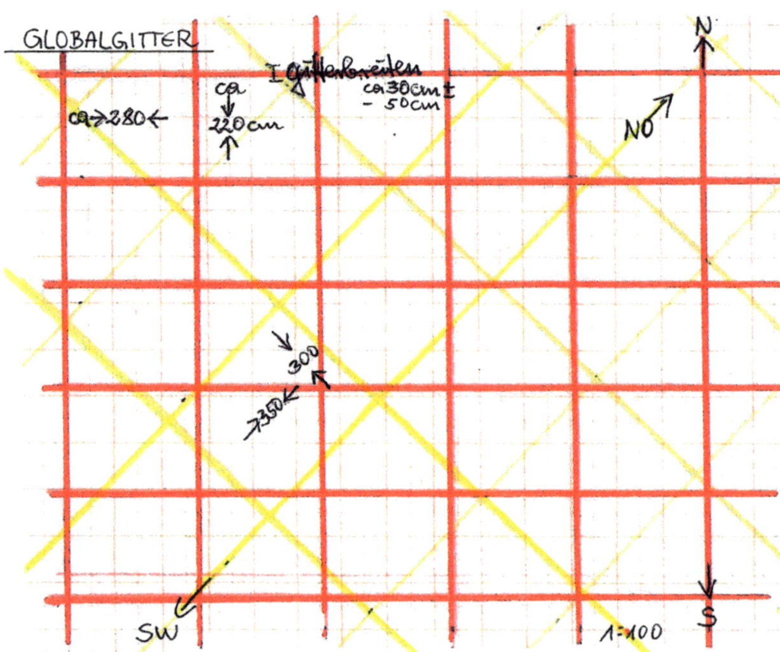

Hartmanngitter (rot), Curry-Gitter (gelb), Gitterbreite ± 30–± 50 cm

mit gitterförmigen, schachbrettartigen Streifen beschrieben haben. Später arbeiteten Ernst Hartmann und Manfred Curry mit den von ihnen aufgezeigten Reizstreifen. In den Haupthimmelsrichtungen (Hartmann um 1950) werden die Streifen als Global- oder Hartmanngitter, in den Zwischenhimmelsrichtungen (Wittmann/Curry) als Currygitter bezeichnet. Mithilfe des Kompasses als Richtungsanzeiger kann wieder mit der Übung zur Mutung dieser Reizstreifen begonnen werden. Zu ihrer Lokalisation ist der Kompass anfänglich ein unverzichtbares Hilfsgerät. Ich selbst habe viel Zeit für Übung und gegenseitiges Prüfen mit anderen Mutenden investiert. Als geübter Radiästhet vermag man dann diese Reizstreifen sicher aufzuzeigen und zu dokumentieren. Als Selbstprüfung ist es nach viel Übung sinnvoll, die Himmelsrichtungen erst ohne Kompass aufzuzeigen und dann anhand der Kompassauskunft zu bestätigen. (Für mich ist das ein Beleg, ob ich richtig mute.) Und erneut gilt: Der Mutende ist das Messgerät und »speichert sich diese Information ein«, die Rute das Anzeigeinstrument und eine Arbeitshilfe.

GITTER ALS BESONDERE PROBLEMZONE?

Die Frage ist nun, inwieweit solche Gitter ein Problem für uns Menschen oder »Strahlenflüchter« im Allgemeinen darstellen und was Radiästheten dazu erarbeiten können. Das Hartmannnetz ist in einer Breite von 20–30 cm mutbar, das Currynetz plus/minus 50 cm. Nachdem ich ja nicht darauf aus war, »das Rad neu zu erfinden«, habe ich mich auf die Dokumentationen von Ernst Hartmann und später als Verstärkung und Bestätigung auf die Feststellungen und Unterweisungen von Käthe Bachler und Emil Worsch gestützt und das Currynetz besonders beachtet, zumal auch mir bei Mutungen die Kreuzungsbereiche dieses Gitters als deutlich »problemfördernd« aufgefallen sind. Personen, in deren Wohnung ich zu Mutungen gebeten wurde, zeigten deutliche Symptome einer gegebenen geopathogenen Belastung. Die Abstände dieser Gitterstreifen sind in unseren Regionen beim Hartmannnetz im Abstand von zirka 2,20 m (Nord-Süd) zu 2,8 m (Ost-West) zu muten. Die Gitterstruktur des Currygitters ist in seinem Verlauf in einem Abstand von ca. 2,8 bis 3 m (Nordwest-Südost) aufzufinden und ca. 3,5 m in den Zwischenhimmelsrichtungen Südwest-Nordost (beim Erüben muss hier mit dem Kompass gearbeitet werden). Manchmal lassen sich bei den beiden Gittern Krümmungen muten. Für diese Eigenheit habe ich keine schlüssige Erklärung außer vorhandenen Eigenheiten in der Untergrundstruktur. Ebenso fand ich keine mich überzeugenden Aussagen in der vorliegenden radiästhetischen Literatur.

Meine radiästhetische und ärztliche Feststellung bzw. Beobachtung bei diesen beiden Gittertypen und den angeführten Verwerfungen lässt sich wie folgt zusammenfassen: Probleme durch »Informationen« zu gesundheitlicher Gefährdung an den Menschen bestehen in Bereichen von *Kreuzungen* desselben Gitters. Der Aufenthalt über einem Streifenbereich allein stellt offensichtlich keine Gesundheitsgefahr dar, auch nicht der Kreuzungsbereich der beiden unterschiedlichen Gitter. Kreuzungsbereiche mit Wasseradern oder Verwerfungen mit den einzelnen Gitterstreifen bringen wiederum ungünstige Signale. Bemerkenswert ist – dies bestätigen Bachler und Worsch in ihren Arbeiten – die auffallende »Wirkkraft« von Kreuzungen von Wasserführungen und Currygittern. Manche Radiästheten weisen häufig in staunenswerter Weise auf starke »Wirkkraft«

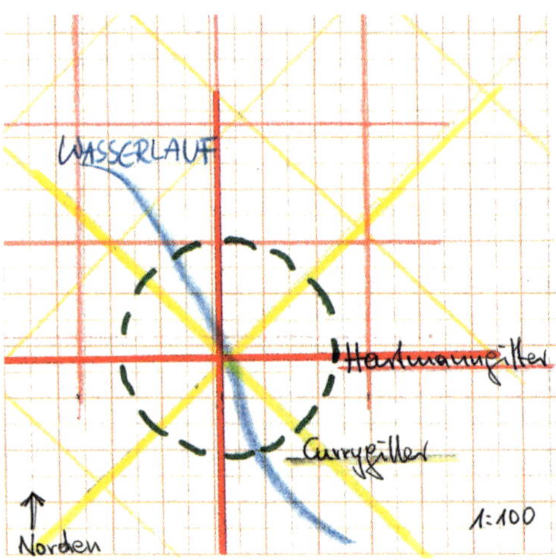

Hochbelasteter Bereich, sog. »Krebspunkt«

bzw. Belastungen im Bereich von Kreuzungen des Hartmanngitters hin. Bei meinen Arbeiten konnte ich dies nicht bestätigen, außer in Fällen, wo Kreuzungspunkte von Hartmanngitterstruktur und Currygitter zusammengetroffen sind. Dies geschieht relativ selten, weil die Gitter ja nicht die gleichen Gitterstrukturabstände aufzeigen. In jener Konstellation, noch dazu gemeinsam mit Reizstreifen von Wasser(kreuzungen) und/oder Verwerfungen, stellen sie für den Organismus allerdings fatale Belastungsstellen dar. Derartige Standorte würde ich als Punkte höchster Gefahrenstufe bezeichnen. Sie könnten tatsächlich auch »Krebspunkte« genannt werden.

Solche Strukturen, welche in den definierten Himmelsrichtungen verlaufen und durch unsere Mutung feststellbar sind, finden aus medizinischer Sicht mein besonderes Interesse. Die Globalnetzgitter, deren Ursprung wir nicht kennen, Störzonen über Wasseradern und Verwerfungen sowie deren Kreuzungsbereiche liefern die Grundinformation für mein medizinisch-geomantisches Arbeiten und die daraus folgenden Empfehlungen. Derartige Strukturen bzw. Reizstreifen sind die Informanten zur Arbeit im Rahmen der Geobiologie bzw. Geopathie, ein Segment der Gesundheitsvorsorge. Von Radiästheten werden noch andere Strukturen und Systeme beschrieben, welche ich allerdings nicht mit Sicherheit nachvollziehen kann. Insbesondere benötige ich solche auch nicht, um vorhandene, von mir aus ärztlicher Sicht gesehene »Problemzonen« aufzuzeigen, sie bringen eher Verwirrung in »mein System«. Als radiästhetisch arbeitender Arzt schätze ich eine gewisse Einfachheit der Mutungen, welche auch unkompliziert nachzuprüfen sind.

Die zu mutenden Globalnetzgitter erachte ich als wichtig und aussagekräftig. Diese sind auch mit großer Sicherheit bei entsprechender Mutung feststellbar. Eigenerfahrungen aus meinen Mutungen und persönliche Beobachtungen bestärken diese Aussagen zu geopathogenem Geschehen. Aufzeichnungen von erfahrenen Radiästheten bestätigen die besondere Problematik negativer Wirksignale über

Kreuzungen des Currygitters. Ist Information von Wasseradern und/ oder deren Kreuzungen vorhanden, wird die nachteilige Information offensichtlich noch intensiver.

☞ *Wirkung und Nebenwirkung:*

Als interessant können sich Abweichungen um bzw. an Kultstätten (Kirchen) sowie bei Kraftplätzen erweisen. Hier sind manchmal Änderungen in den gemuteten Abständen oder magnetischen Richtungen gegeben. Zusammenfassend sind für mich also die Globalgitter nach Curry und Hartmann, Reizzonen über Wasser und Verwerfungen von Bedeutung, um geobiologisch begründete Aussagen zu treffen.

Für die schon mehrfach verwendeten Begriffe *Verwerfungen* und *Verschiebungen* bin ich Ihnen noch eine genaue Erklärung schuldig. Darunter kann kurz definiert ein Bruch, eine Verschiebung der Erdkruste, horizontal oder vertikal, in verschiedener Tiefe verstanden werden. Solche geologischen Verwerfungen sind physikalisch mit verschiedenen Messmethoden (seismisch) nachweisbar. Die hier offensichtlich entstehende energetische Information, welche wiederum gemutet werden kann, zeigt einen starken Einfluss auf unser Vegetativum und darf von uns Radiästheten nicht vernachlässigt werden. Häufig sind diese unterirdischen Strukturen wasserführend und von beträchtlicher geopathogener Bedeutung. Mit der Reaktionsabstandmessung (vgl. S. 162) lassen sich am Menschen deutliche Veränderungen feststellen. Aus meiner Erfahrung können Verwerfungen kombiniert mit mehreren Wasseradern und deren Reizzonen besonders häufig an »Kraftplätzen« gemutet werden.

MEINE BERATENDE ARBEIT ALS KOMPLEMENTÄRMEDIZINER

Das radiästhetisch-ärztliche Arbeiten und die daraus folgenden Aktionen haben sich im Laufe der Jahre so gestaltet: Bei meinen

Mutungen, welche ich in Häusern oder auf Grundstücken durchführte, arbeitete ich anfänglich zuerst außerhalb des Hauses und zeichnete die Strukturen der Globalgitter und natürlich die »Wasserinformationen« in passendem Maßstab auf Millimeterpapier ein. Die Wasserführungen unter Grundstücken sind keineswegs immer geradlinig anzutreffen. Sollte dort schon ein Haus bestehen, fällt es nicht immer leicht, den Verlauf im Plan einzuzeichnen – insbesondere dann, wenn mehrere Wässer sich »kreuz und quer« im Untergrund bewegen. Um diese exakt zu bestimmen und zu dokumentieren, ist doch beträchtlicher Zeitaufwand erforderlich.

Einfacher handhaben lässt sich die Begehung und Mutung auf einem unbebauten Grundstück. Mit verschiedenfarbigen kleinen Hölzern können vorhandene Verläufe gut sichtbar dargestellt werden. Dazu verwende ich gerne Bierdeckel heimischer Brauereien, weil es da allerhand farbliche Möglichkeiten gibt. Auf Grundstücken ist eine fotografische oder zeichnerische Darstellung der Mutung im Maßstab 1:100 günstig, vor allem zur folgenden Positionierung geplanter Räume. Dies ist der Sinn solcher radiästhetischer Planungsarbeit. Bei Grundstücksmutungen oder bei einer Beratung vor dem Kauf einer Parzelle war es mir immer sehr wichtig, die »Hauptbeteiligten«, die Käufer dabei zu haben, um auch mit ihnen das Empfinden bei der Begehung der Fläche zu besprechen. Die Struktur der Grundfläche in ihrer Vegetation, der Baumwuchs und ein gemeinsamer Blick auf Zeichen der Natur in der Umgebung erscheinen mir wichtig, um bei den Klienten eine Verbindung zu dieser »Umwelt« herzustellen oder auszubauen.

Es ist staunenswert, welche Qualitätsunterschiede geomantischer Struktur nebeneinanderliegende Grundstücke aufweisen können. Hier sind bei gleichem Grundstückspreis mitunter immense Qualitätsunterschiede für die zukünftige Gesundheit und Lebensfreude der betroffenen Käufer gegeben. Dabei konnte ich manche Empfehlung oder Warnung aussprechen, gelegentlich musste ich den Rat geben, diese Parzelle doch nicht zu kaufen oder den Bereich auf andere Weise zu nutzen. Gemeinsam konnten wir aus der gegebenen radiästhetisch-tellurischen Information auch Ratschläge für die Terrassengestaltung erarbeiten oder für die Gartenbepflanzung geben. Bäume und Sträucher, welche »strahlungsempfindlich« oder »unempfindlich« sind, können passend gesetzt und die dazu passenden Sitzgelegenheiten, je nach auf- oder abladenden Plätzen, verteilt werden. Gezielt war zu überlegen, wo eventuelle »beruhigende« oder »belebende« Plätze genützt werden könnten (vgl. wiederum Reaktionsabstandmessung, S. 162). Es ist sinnvoll für die Familienmitglieder jene Kraftstellen zu nützen. So mancher Gast, der von solchen »Dosierungen« keine Ahnung hatte, berichtete spontan über seine Empfindungen an diesen Kraftplätzen und Wohlfühlquellen.

Bei kleinen Parzellen und wegen der einzuhaltenden vorgegebenen Abstandsbauvorschriften besteht oft die Möglichkeit, geringe Verschiebungen einer geplanten Hauspositionierung durchzuführen und damit aus geobiologisch-geopathologischer Sicht gute Standorte/Wohnplätze aufzuzeigen. Sinnvolle Änderungen an geplanten Zwischenwänden am Rohbau sind leicht durchführbar. Ein Haus soll schließlich lebenslange Freude bereiten und auch ein Hort für Gesundheit und Wohlbefinden sein. Bei meinen Beobachtungen bewunderte ich immer wieder die Qualitäten, das Wissen und die Fühligkeit früherer Baumeister oder Zimmerer, wie und wo dieselben an Bauernhöfen die Kräfte der Natur benützt haben. Viele Mutungen an alten Objekten sprechen für das bewusste Aufzeigen der vorhandenen »Naturkräfte«. Die Arbeiten erfolgten gewiss nicht »planlos« und die Positionierung der Räume ist kein Zufallsprodukt. Wissen, Fühligkeit und die Achtung vor der Natur waren den Menschen offenbar stets eine heilige, heilbringende Handlung. Gewiss spielte auch der Gedanke, Generationen überdauernde Baulichkeiten statt kurzfristiger Quartiere zu schaffen, eine zentrale Rolle.

☞ *Wirkung und Nebenwirkung:*

Beim Planen und Bauen eines Hauses sollten Sie sich intensiv mit den Qualitäten der Baumaterialien befassen – diese sind ebenso ein beträchtlicher Teil unserer Exposition. Vieles an chemischen Produkten und den daraus folgenden Ausgasungen im Wohnbereich bildet eine verborgene Gefahrenquelle. Die Körpergröße der Bewohner (Säugling, Kleinkind) und der Zeitfaktor dieser Ausgesetztheit sind wichtige Parameter zu einer für den Organismus schädlichen Dosis.

DIE MUTUNGEN IM HAUS

Bei Mutungen im Haus sind immer jene Zonen wesentlich, an denen viele Stunden verbracht werden, oder auch Bereiche, wo Lebensmittel lagern. Raumsituationen und deren radiästhetische Strukturen werden im Maßstab 1:50 gezeichnet. Mithilfe solcher Pläne kann wieder eine entsprechende Empfehlung zur Raumgestaltung gegeben werden, im Krankheitsfall kann ein Rat zu sinnvoller Standortsveränderung therapeutisch wichtig sein. Wesentlich ist jedoch die Vorsorge. Hier liegt das größte Guthaben für unsere Gesundheit.

Zwischendurch sind bei dieser Arbeit Vergleiche mit Mutungen anderer Radiästheten als Qualitätskriterium sehr wichtig, um mögliche Irrtümer dabei zu erkennen. Fehler in der Mutungstechnik sollten nicht vorkommen, doch niemand ist unfehlbar. Damit eine entsprechende Arbeitsqualität gewährleistet wird, sind reichlich Übung und Selbstkritik wesentlich. Diese Vergleiche konnte ich regelmäßig mit Käthe Bachler, der Doyenne der österreichischen Radiästhesie, durchführen und sie war eine strenge »Lehrerin«. Beide verfolgten wir ein großes gemeinsames Ziel: Menschen zu helfen und entsprechenden Rat zu geben.

Bachlers Büchlein »Der gute Platz« mit dem Untertitel »Eine große Hilfe für die Gesundheit an Körper, Seele und Geist« ist für mich bei den Wohnungsuntersuchungen ein wichtiger Wegweiser geworden. Darin macht die Autorin darauf aufmerksam, wie sehr und intensiv die Kombination von Currygitter und Wasserstrahlen bzw. deren Kreuzungsbereiche krankmachend wirken können. Darüber hinaus dürfen wir aber nicht vergessen, dass diese Konstellationen nicht allein ein oder das krankmachende Agens sind, sondern zusätzlich weitere »Informationen« aus unserem Lebensstil mit einwirken. Die Einflüsse unserer Lebensweise, die Ausgesetztheit gegenüber Einflüssen von außen und psychosoziale Gegebenheiten sind die Begleiter zu einer Krankheit. Der Weg zur Entstehung von Krankheiten wird stets von mehreren Faktoren geprägt und hängt eben nicht allein von geopathogenen Informationen ab. Ich betone dies hier nochmals, weil ja mit der gegenteiligen Behauptung oft Sorge oder Angst erzeugt wird.

DIE SUCHE NACH DEM »NEUTRALEN (GUTEN) PLATZ«

Durch intensive und auch gewissenhafte Arbeit hat sich bei mir die radiästhetische Tätigkeit allmählich gefestigt und sich bei Versuchen, unmittelbar den störungsfreien Platz aufzuzeigen, als ärztliches (komplementäres) Hilfsmittel bewährt. Ich suche und zeichne nicht mehr von vornherein die einzelnen Reaktionszonen, sondern suche direkt den optimalen, störungsfreien Bereich. Zur Dokumentation von Krankheitsfällen, bei welchen ein »geopathogenes Problem« vermutet wird, mute ich nachträglich die verschiedenen Reizzonen. Im Prinzip ist diese Direktsuche eine Peiltechnik, bei welcher ich auf das Zentrum des größten »guten Platzes« in einem bestimmten Raum oder auf einer definierten Fläche im Freien mental abgestimmt bin. Also lautet die verinnerlichte (mentale) Frage: »In welcher Richtung ist hier der größte gute/neutrale Platz? Wo liegt dessen Zentrum?« Dies geschieht vom Rand einer definierten Fläche ausgehend – diese ist entweder ein Raum oder die Grundstückgrenze – meist von zwei Seiten, wodurch dann ein Kreuzungspunkt das gesuchte Zentrum bildet. Unter *neutralem Platz* verstehen wir einen »strahlungsfreien«, also für alle Lebewesen, sofern sie »Strahlenflüchter« sind, nicht belastenden Bereich. In diesem Areal sind bei der Mutung nach

Reizstreifen diese oder deren Kreuzungen an sich *nicht* feststellbar. Wir wissen bereits, welche Reizzonen einen negativen Einfluss haben, hierzu zählen Wasserkreuzungen oder Wasser-Curry- bzw. Curry-Curry-Kreuzungen, eventuell Verwerfungen. Von diesem Zentrum wird in allen vier Richtungen die Grenze jenes Bereiches gemutet und markiert. Die weitere Frage dieser Peiltechnik lautet dann vom Zentrum des ersten gemuteten neutralen Platzes aus: »Wo ist der nächste entsprechende neutrale Platz auf der zu mutenden Fläche?« Die so angezeigten (gemuteten) Grenzen werden markiert und nach der Mutung erfolgt eine maßstabgetreue Dokumentation: in Räumen im Verhältnis 1:50, im Freien 1:100.

Die Peiltechnik der Direktsuche stellt für mich nunmehr jene Technik dar, welche ich hauptsächlich bei den Wohnungsmutungen anwende. So werden die »neutralen Plätze« aufgezeigt, markiert und dokumentiert. Eine bildliche Darstellung für den Wohnungsinhaber ist meines Erachtens immer zu verfertigen. Es könnte nämlich sein, dass irgendwann räumliche Umplanungen oder Änderungen der Einrichtung angedacht werden. Dabei wird es wertvoll und hilfreich sein, eine informative Situationsskizze zur Hand zu haben.

AKTUELLE ARBEIT UND BLICK ZURÜCK

Da für mich Kontrolle wichtig ist, um zu sehen, ob man sich geirrt hat oder eventuell annimmt, dass sich die Verhältnisse (Positionen) gemuteter Reizzonen inzwischen verändert haben könnten, ist es sinnvoll, die aktuelle radiästhetische Arbeit mit vorangegangenen Untersuchungen zu vergleichen. Am Anfang meiner Direktsuche wollte ich für mich eine Bestätigung zu dieser Technik erfahren und so habe ich aus meiner Dokumentation, wie ich sie früher durchgeführt habe, Arbeiten gesucht, wo ich mich nicht an die Mutungsergebnisse, die Lokalsituation erinnern konnte, und habe dort und da gebeten, ob ich die Mutung nochmals durchführen dürfte. Diese hochgradige Übereinstimmung der »alten Arbeiten« mit Mutungsergebnissen der »neuen Technik« erzeugte aufbauende Freude und Genugtuung. Die gezeichneten Reizstreifen und der situationsbedingte, empfohlene »gute« Standort sowie der jetzt direkt gesuchte »neutrale Platz« waren identisch.

Immer wieder taucht die Frage auf, ob dieser »neutrale Platz« beständig sei oder sich verändere. Eine berechtigte Frage, zu der ich aus meiner langjährigen Erfahrung Folgendes feststellen kann. Bei Mutungswiederholungen war es nur in Ausnahmefällen gegeben, dass ein bestimmtes Problem sich zeigte. Die Ursache dafür sollte in diesen Fällen bei einer neuerlichen Mutung aufgezeigt werden. Die Globalgitter konnten unverändert angegeben werden, der »Störfaktor« war das nun gegebene Vorhandensein einer zu mutenden Wasserader. Die Beschwerden, welche sich bei betroffenen Personen zeigten, waren der Schilderung nach typisch für ziehende oder schiebende Wasser (mehr dazu im folgenden Kapitel). Diese Eigenheiten von körperlich-vegetativen Schwierigkeiten betrachten wir bei der Beschreibung der Wassersuche. Zwei Gründe konnte ich ausmachen: Einer bestand in der Bautätigkeit oberhalb von Häusern in Hanglage, der andere in einer plötzlichen Wasserführung nach der Schneeschmelze. Dieses war allerdings ganz selten der Fall, wenn ich schon vorher eine Fläche als neutralen Platz definieren konnte.

MUTUNGSSKIZZEN – AUF DER SUCHE NACH MÖGLICHEN KRANKHEITSURSACHEN

In Krankheitsfällen, bei sich wiederholenden körperlichen Beschwerden, immer wiederkehrenden Infekten oder nach Krankenhausaufenthalten wegen gravierender gesundheitlicher Probleme ist ein störungsfreier Platz für den Patienten von großer therapeutischer Bedeutung. Hier sehe ich als Arzt die Radiästhesie als einen wertvollen Zweig der Komplementär- und Vorsorgemedizin.

Da es überall die Polaritäten Gut oder Böse, Hell oder Dunkel usw. gibt, bezeichne ich aus meiner Sicht den »guten Platz« als »neutralen

Platz«. Der ist hinsichtlich des Langzeitaufenthalts für uns Menschen zur Vorsorge, aber auch als Heilhilfe optimal. Aufladende oder abladende Plätze stellen für uns ebenso eine Hilfe dar, wie ich dies früher schon bei den Gedanken zur Gartengestaltung, den Kraftplätzen in Haus und Garten, beschrieben habe.

Um Ihnen die Problematik von nachteiligen Standorten im Wohnbereich und mögliche Gefahren für die Gesundheit eindrücklich näherzubringen, möchte ich abschließend einige Beispiele aus meiner Praxis anführen. Hier sind offensichtlich geopathogene Kräfte, diese krankmachenden Signale aus der Erde, als im Vordergrund stehende Wirkkraft zu sehen.

FALLBEISPIEL 1

Zunächst führe ich ein für mich außergewöhnliches, aber sehr trauriges Mutungsdokument an, das ganz deutlich auf krankmachende Phänomene an geopathologischen Zonen hinweist. Bei einem Ehepaar erkrankte der Mann an einem Magenkarzinom, welches in die Leber metastasierte. Nach relativ kurzer Zeit verstarb der Betroffene. Die Witwe ließ im Schlafzimmer das Ehebett entfernen und brachte für sich das Bett in eine neue Position. Doch binnen Jahresfrist verfiel diese Frau körperlich. Leider wurde auch bei ihr ein bösartiges Geschehen festgestellt, welches nicht beherrschbar war und zum Ableben der Erkrankten führte. Im Stockwerk darüber hatten Sohn und Schwiegertochter dieses bedauernswerten Paares ebenso das Schlafzimmer. Nach einiger Zeit stellte sich bei der jungen Frau ein bösartiger Tumor im Unterbauch ein, der ins Bauchfell metastasierte. Die leidgeprüfte Frau verstarb nach längerem Leidensweg. Wäre sie die Tochter des Ehepaares gewesen, könnte von möglicher Vererbung der Krankheit gesprochen werden. So aber war sie in dieses Haus gezogen und hatte durch den Standort ihres Schlafbereiches offensichtlich nachteilige »Signale« an ihren Körper erfahren.

Die Mutungen in dem Wohnhaus erfolgten erst, nachdem die junge Frau schwer erkrankt war. Nachträglich konnten relativ große neutrale Plätze aufgezeigt werden, im Falle der Betroffenen leider zu spät.

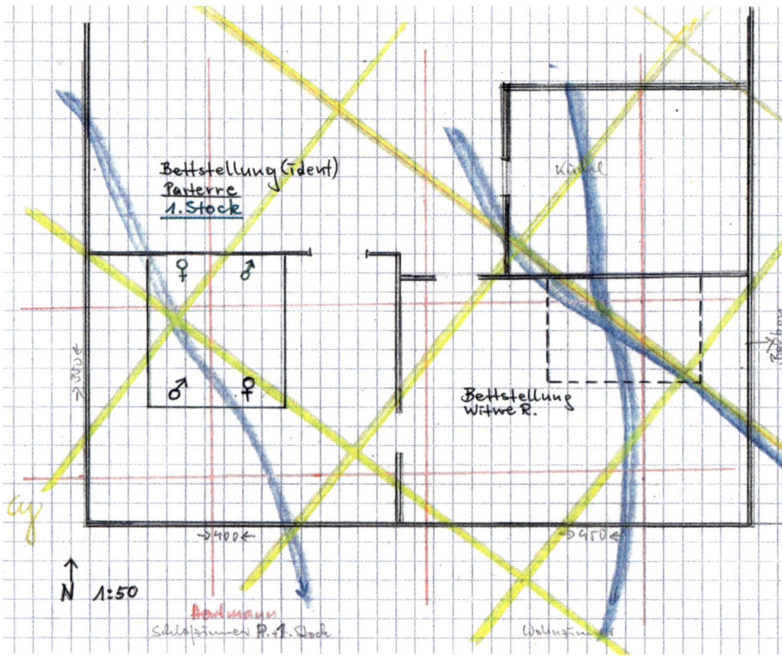

Mutungsskizze zu Fallbeispiel 1

FALLBEISPIEL 2

Mit Freude bezog eine Familie ihr Haus, welches in vielen Details vom Garten bis in die Räumlichkeiten mit Liebe ausgestattet wurde. Die beiden Kinder genossen den Umzug in ihr neues Paradies und gediehen prächtig. Den Eltern ging es nicht so gut. Es stellten sich Beschwerden ein, welche über ein mögliches berufsbedingtes und übersiedlungsbezogenes Geschehen weit hinauszugehen schienen. Über Freunde der Familie wurde ich als Radiästhet beigezogen.

Nach der Befundung des Hauses konnte ich einige hilfreiche Empfehlungen geben und anhand der Mutungsergebnisse eine einfache Bettumstellung empfehlen. In diesem Fall war die Abnahme der Beschwerden in kurzer Zeit signifikant. Die Durchschlafstörungen und Anfälle von Herzrasen beim Mann legten sich. Später wurde mir berichtet, dass sich die »verlorengegangene Lebensfreude« in Wohlbefinden verändert habe. Nach Aussage der Betroffenen haben sich auch die ursprünglichen sportlichen Ambitionen wieder eingestellt, es sei einfach wieder mehr Lebensqualität vorhanden. Die besorgte Gattin verriet mir, dass sich durch die Beschwerden des Gatten bei ihr Unruhe und Angstgefühle mit belastenden heftigen Schweißausbrüchen aufgebaut hätten. Diese seien nun vorbei, sie könne erst jetzt so richtig das Haus mit all seinem Komfort genießen.

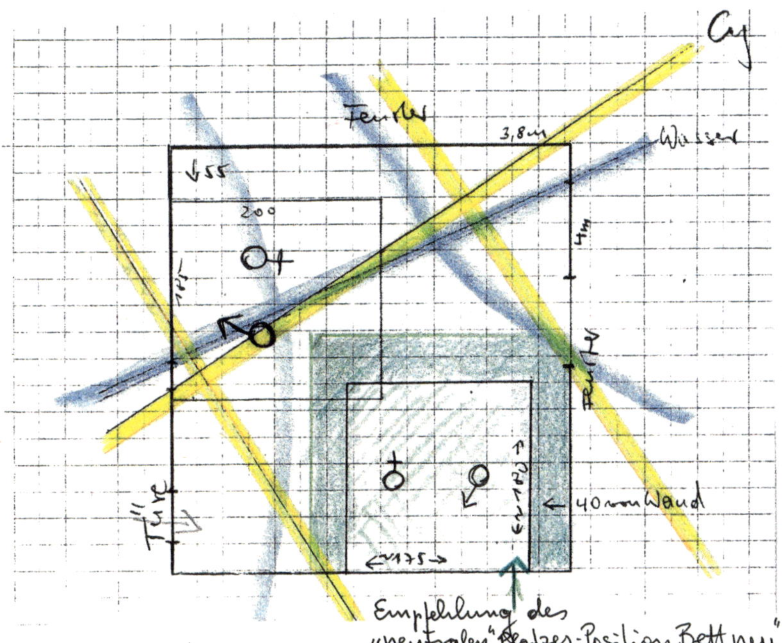

Mutungsskizze zu Fallbeispiel 2

FALLBEISPIEL 3

Schließlich möchte ich einen Fall schildern, der zeigen kann, wie geopathogene Belastungen offensichtlich zur Entstehung eines Problems beigetragen haben. Nach der Hochzeit zog ein junges Ehepaar im Haus der Brauteltern ein und bewohnte dort einen neu errichteten Zubau. Aus beruflichen Gründen hatten sie vorher einen anderen Wohnsitz gehabt. Eine optisch stimmige Wohnung war eingerichtet worden und bis zum Schlafzimmer wurde nach den Regeln von Feng-Shui geplant und die Raumstruktur entsprechend genützt. Nach relativ kurzer Zeit wurde beim Ehemann eine entzündliche Erkrankung im Darmbereich aktiv und brachte das familiäre Geschehen in ein körperlich-psychisches Ungleichgewicht. Krankenhausaufenthalt

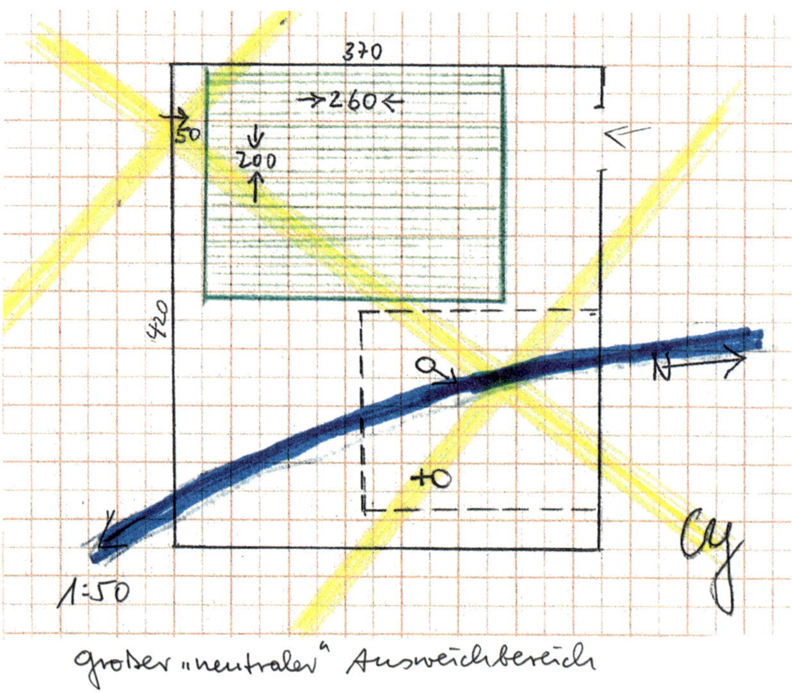

Mutungsskizze zu Fallbeispiel 3

und Krankenstände stellten sich ein, die Therapie zog sich über längere Zeit hin. Dank guter Behandlung und wertvoller medikamentöser Hilfe heilte die Erkrankung ab. Doch leider wiederholten sich die Beschwerden bald und verständlicherweise wuchs auch die Verzweiflung bei den Betroffenen. Auf Anraten eines ärztlichen Kollegen wurde eine radiästhetische Untersuchung (Mutung) des Schlafbereiches vorgenommen. Wiederum ergab sich eine nachteilige Standortsituation, welche sich ohne großen Aufwand verändern ließ. Daraufhin klang jener neuerliche Krankheitsschub relativ rasch ab. Das Besondere an dieser Krankheitsgeschichte ist die Tatsache, dass jetzt nach Jahren rückblickend keine neuerlichen Schwierigkeiten (Schübe) aus dem Krankheitsgeschehen mehr aufgetreten sind. Für mich als Arzt stellt das ein besonderes Beispiel von Medizinwissenschaft verbunden mit »radiästhetischer Hilfe« dar, das eindrucksvoll zeigt, wie Radiästhesie/Geopathie als Komplementärmedizin praktisch erfahren und nutzbringend zu erleben ist.

ERLEBNISSE MIT BETROFFENEN

Nach vielen Jahren der Direktsuche des »neutralen Platzes« bereitet es mir immer noch Freude und verleiht mir Selbstbestätigung, wenn nach der Mutung Vergleiche mit den Aussagen der Wohnungsinhaber angestellt werden können. Ich möchte Sie an folgendem Erlebnis teilhaben lassen: Es handelt sich um eine Wohnungsuntersuchung, zu der ich gebeten wurde. Die Familie versorgt ein Baby und erwartet in absehbarer Zeit nochmals Nachwuchs. Ich beginne mit der Mutung. Von gegebenen Problemen im Haus lasse ich mir nichts berichten. Schon bei der Kontaktaufnahme bitte ich meine Ansprechpartner stets, mir nichts von den vorhandenen Schwierigkeiten zu erzählen. Aber nach der »Arbeit« besprechen wir diese Gegebenheiten anhand der Zeichnung, welche zur Dokumentation der erfolgten Mutung entsteht. Im Fall der jungen Familie kann ich große »störungsfreie« Bereiche in der neu eingerichteten Wohnung dokumentieren.

Doch es zeigen sich auch drei relativ kleine ungünstige Standorte, welche wir dann mittels eines kinesiologischen Muskeltests »fühlbar« machen können. Insbesondere jene beiden Bereiche, an denen das Kind seine Unruhe und Schlafstörung zeigt, geben ein signifikantes Signal. Die Aussagen der Mutter dazu weisen auf anhaltendes nächtliches Schreien des Babys und ständige Unruhezustände auch am Tag an der Gitterbettstelle im Wohnzimmer hin. Nach Auskunft der Frau gebe es kaum eine ruhige Nacht – das Schlafgeschehen am Tag sei auch auffällig gewesen. Daher haben die Eltern das Kleinkind versuchsweise verlegt und die Mutter berichtet mir, dass fast schlagartig eine Abnahme der berichteten Reaktionen eingetreten sei. Die vorher »benützten« Standorte seien von ihnen aus pflegerisch-praktischen Gründen verwendet worden. Hier stellt sich auch die noch vorhandene Fühligkeit von Säuglingen oder Kleinkindern unter Beweis und damit die Sinnhaftigkeit, auf Kinder »zu hören« und den Standort zu wechseln. Es ist dies eine einfache Form des Platztests.

Wir Menschen erfahren und erleben viele Signale aus unserer Umwelt, auch der eigene Körper liefert Informationen. Dieses Horchen auf den inneren Arzt, die eigenen Empfindungen, würde schon Sinn machen. Leider wurden wir Meister auf dem Gebiet der Unterdrückung solcher »Nachrichten« oder wir verdrängen sie. Eine gewisse Hellhörigkeit wieder anzutrainieren oder auszubauen ist das Anliegen aus meiner medizinischen Sicht. Lassen Sie dies zu, es wird gelingen!

Kapitel 6

DIE RADIÄSTHETISCHE FÄHRTENKUNDE – PRAKTISCH UMGESETZT

In den vorherigen Kapiteln des Buches haben Sie verschiedenste Grundinformationen zum Thema Radiästhesie/Geomantie erfahren. Nachdem dort gewissermaßen der theoretische Grundstock unseres Wissens gelegt worden ist, wollen wir im folgenden Abschnitt zur praktischen Arbeit mit der Rute übergehen. Ehe wir die bereits gemeinsam gesammelten radiästhetischen Erfahrungen weiter vertiefen, dabei auf die komplexen Zusammenhänge zwischen der Natur und dem Wohlbefinden von Körper und Psyche zu sprechen kommen, lassen wir kurz unsere Gedanken an die erlebten Beobachtungen Revue passieren. Dazu suchen wir ganz besondere Orte mit verborgenen Natureigenheiten auf und wollen ihnen auch eine ganz besondere »Zuneigung« schenken.

Der rumänische Religionsphilosoph Mircea Eliade meint in seiner Schrift »Geschichte der religiösen Ideen« sinngemäß, dass der Mensch nicht ohne heilige Räume leben könne. Ursprünglich waren es Plätze in der Natur, wo Menschen besondere Erfahrungen machten. Hier konnte nur die Kraft aus der Natur gemeint sein, die aus der Erde fließenden Energien. Bis heute werden solche Bereiche von unsichtbaren »Energiequellen« als heilig, heilsam oder mystisch-göttlich angesehen. In allen Kulturkreisen existieren Orte von heiliger Bedeutung, Plätze mit herausragenden Eigenheiten von Kraft, Energie oder Ausstrahlung, wie auch immer man diese Stellen beschreiben will. Wasser als die Quelle allen Lebens – in der positiven Sicht – ist weltweit ein Zentrum sowohl entstehender und bestehender Kultur als auch von (neuen) Lebensmöglichkeiten. Solche kraftspendenden Orte und geheimnisvollen Stellen sind von Menschen immer wieder aufgesucht und baulich ausgezeichnet worden. Hauptsächlich geschah dies an Bereichen, wo Quellen zutage treten. Doch auch unter radiästhetischem Gesichtspunkt stellen Quellbereiche häufig Orte dar, an denen besondere Eigenheiten an »Informationen« aus der Erde hervortreten. Farbe, Temperatur, Geruch und Mineralisation können die Kraft und die Wirksamkeit von Wasser beeinflussen und es zu Heilwasser machen. Die Beschaffenheit und Größe der Moleküle des ausfließenden Wassers entfaltet an Heil- oder heiligen Quellen seine individuelle Wirkung. Das »Energiespektrum« dieser Felder und Reizstreifen sind jene Informationen, welche an die Umgebung abgegeben werden. Die »Signale« mit ihren Eigenheiten werden in ihren Energieformen *tellurische* (= aus der Erde kommende) *Kräfte* genannt. Solche Bereiche sind prädestiniert, um Mutungen durchzuführen – insbesondere nach fließendem Wasser.

Gewiss ist Ihnen bei einer Wanderung oder einer Wallfahrt schon mal ein »Augenbründl« bzw. »Augenwasser« untergekommen, meist im Zusammenhang mit einer Kapelle oder einem kleinen Flurheiligtum. Seit Jahrhunderten ziehen Menschen an solchen Stellen aus der besonderen Kraft der Natur ihren Nutzen. Mit Sicherheit verwendeten schon Höhlenbewohner, welche in ihren Behausungen mit Feuer arbeiteten, jenes Wasser als Lebensmittel oder zur Nahrungszubereitung, aber wohl auch, um von Rauch und Ruß gereizte, entzündete Augen zu reinigen. Die Mineralisation und die hier offensichtlich gegebene

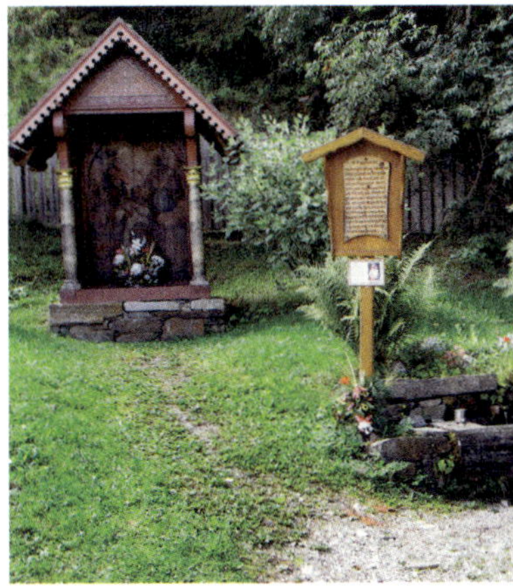

Heilige Quelle – Augenbründl

Clusterbildung – Cluster sind Wassermolekülhaufen verschiedener Größe – erlauben es der Flüssigkeit, durch feinste Kanäle in die Körperzellen einzudringen und dort eine Heilwirkung hervorzurufen. Das geschieht nicht nur im Augenbereich, sondern an der gesamten Oberfläche innerhalb des Körpers (Schleimhäute) sowie an der Haut selbst. Diese speziellen Wasserkanäle, Aquaporine genannt, »bewässern« gezielt unseren Körper und helfen neben der Osmose, ihn zu heilen.

Für die Erforschung der Aquaporine wurde 2003 der Nobelpreis für Chemie an den amerikanischen Mediziner und Molekularbiologen Peter Agre verliehen. Durch das Wissen um diese »Zugangsform« in den Organismus fühle ich mich in meiner Ansicht bestärkt, dass die nachgesagte Heilwirkung solcher Augenbründl nicht nur den Augen, sondern dem ganzen Körper gilt, weil das Heilwasser dort über die besagten Kanäle eindringen kann. Der Begriff »Augenbründl« ist im Grunde eine Fehlinterpretation, weil er suggeriert, solches Wasser wäre nur für die Augen heilsam. Ich hingegen meine, dass es »augenscheinlich« sichtbar ist, wenn jemand derartiges Wasser regelmäßig, also kurmäßig verwendet und dadurch gesund wird. Das ganze Äußere jener Personen ist sichtbar besser, wirkt frischer als vor den Anwendungen und die Betroffenen fühlen sich wohl. Hier liegen die Kraft und das Geheimnis unserer (Heil-)Bädertherapien. Wasser greift in das körpereigene Regulationsgeschehen ein und wird so zum Heilmittel.

GESUNDHEITSFÖRDERNDE, HEILIGE ORTE UND DEREN WIRKKRAFT

Diese »Hochorte« der Kraft sind Stellen, an welchen Menschen und Tiere (Lebewesen) besondere Empfindungen, Gefühlsregungen oder andere im Vegetativum (Körper) fühlbare Eindrücke erfahren. Pflanzen weisen hier vermehrt besondere Wuchseigenheiten auf. Ein Ort, eine Quelle, durch deren Wasser Genesung erfolgt, wird verständlicherweise als besonderer Standort gesehen werden.

In freier Natur oder in »heiligen« Gebäuden erleben wir auch eine Beeinflussung unserer Emotionen, gesteuert über das Nervensystem und die im Körper aktivierten Botenstoffe. Leib und Psyche reagieren hier in besonderer Weise und erfahren Wohlergehen. Solche Plätze wurden stets als »Kraft-« oder »Kultplätze« erfahren, als Standorte eben, an denen unser Empfinden und Befinden in besonderer Form »erweitert« ist. Durchwegs fühlen wir uns an diesen Bereichen wohl, möchten vielleicht länger verweilen und genießen. Für den Daueraufenthalt stellen sie möglicherweise eher problematische Regionen dar. Bei idealer »Dosierung« aber wird hier Hilfe gewährt.

Jeder Kulturkreis hat seine eigenen Erfahrungen mit derartigen Plätzen und daraus resultierend auch entsprechende Empfehlungen und »medizinische« Anschauungen entwickelt. Wenn Körper und Psyche dadurch verschiedenste Heilreaktionen zeigen, ist es nicht verwunderlich, wenn viele Menschen dies selbst erfahren möchten. An energetisch besonderen Stellen in der Natur passiert es auch, dass unser Vegetativum übersteuert werden kann und bei einer Überdosierung der Signale aus dem Untergrund durch zu langen Aufenthalt an solchen Bereichen körperliche Unruhe und Missempfinden entstehen – im schlimmsten Fall auch Krankheiten. Somit gilt auch hier der Grundsatz von Paracelsus: »Allein die Dosis macht's!«

SCHAUEN, ERLEBEN, ERFAHREN

Durch aufmerksames Schauen und Beobachten der Natur werden Sie bei sich ein zunehmendes Umweltbewusstsein feststellen. Gewisse »Ungereimtheiten«, Auffälligkeiten und Besonderheiten in unserer Umwelt, an welchen Sie bislang achtlos vorbeigegangen sind, werden nunmehr »sichtbar«. Erschauen wir weiter gemeinsam Stellen und Wachstumsbereiche unserer näheren Umgebung oder betrachten wir Eigenheiten von Bäumen und Vegetationsflächen, welche wir durchwandern. Vielleicht sagen Sie sich: Eigenartig, dieses und jenes habe ich schon immer gesehen, aber nicht in diesem Zusammenhang beachtet.

Nun rufen wir uns die Zusammenhänge von Mensch und Natur in Erinnerung. Vergessen wir nicht, wir sind ein Teil der Natur. Wenn wir pausenlos unter Druck, also negativem Stress stehen, anhaltende emotional-psychische Belastungen erfahren, können wir auf Dauer Schaden erleiden und körperlich-psychisch erkranken. Doch wir sind imstande, die Situation zu verändern, indem wir uns anderswohin begeben, das heißt dieser Belastung aus dem Weg gehen. Wenn wir unserem Instinkt, gleichsam dem inneren Arzt folgen, weichen wir belastenden Informationen bzw. krankmachenden Störfeldern aus und unterstützen dabei das eigene Regulationssystem.

Es mag auch sein, dass wir gezielt Standorte aufsuchen, welche unser Vegetativum anspornen oder beruhigen. Hier nützen wir dann »den Geist des Ortes«. Andererseits ist eine bestimmte Grundbelastung, sogenannter positiver Stress, wesentlich für unser gesundes Leben und unsere Immunantwort. Denken Sie daran, dass Unterforderung bei uns auch problematisch sein kann. Einer anhaltenden Überforderung im Sinne des negativen Stressgeschehens entkommen wir durch die Änderung der Lebensweise – der Exposition. Dafür sind freilich Erkenntnis und Einsicht erforderlich.

FESTGEWURZELT IN DER ERDE – ANHALTENDEN KRÄFTEN AUSGELIEFERT

Im Unterscheid zu uns Menschen sind Bäume an ihren Standort gebunden und können sich daher den Einflüssen aus der Erde nicht entziehen. Betrachten Sie aufmerksam die beiden Bilder. Dieser Blick in zwei verschiedene Obstgärten zeigt Wuchseigenschaften von Bäumen, welche offensichtlich durch Informationen aus dem Untergrund beeinflusst werden.

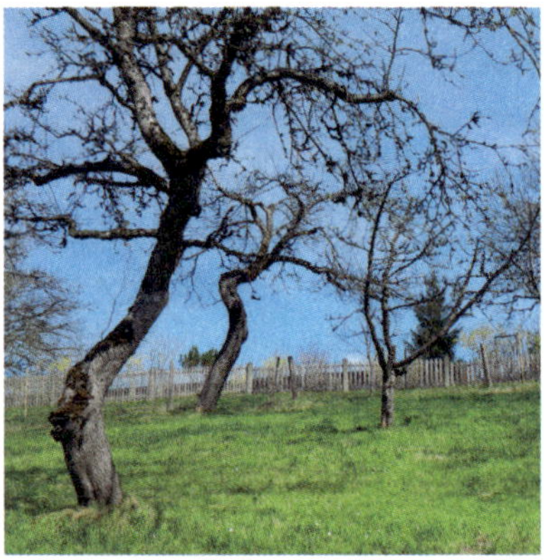

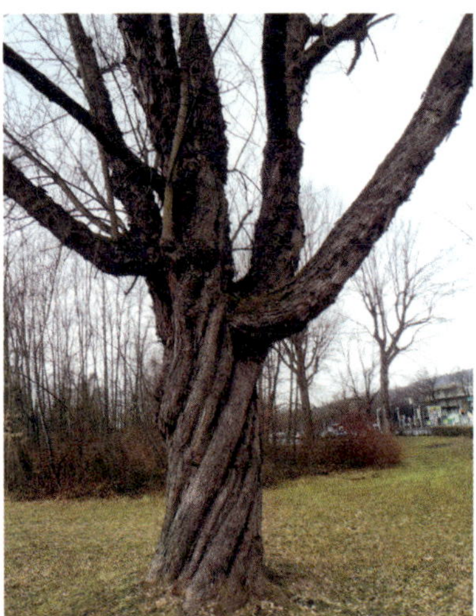

Ausweichen und Drehwuchs

Beachten Sie die Wuchseigenheiten der Obstbäume. Es gibt Zwieselungen, Drehwuchs, Hexenbesen oder Krebswucherungen zu beobachten. Eine Erklärungsmöglichkeit für diese Wachstumseigenheiten liegt bei den geopathogenen Einflüssen und deren Störfeldern. Mit der Rute bzw. dem Pendel kann von fühligen Personen an solchen Standorten gemutet werden. Möchten Sie tatsächlich selbst muten – hier wäre der optimale »Exerzierplatz«. Zuvor nehmen wir die Bäume genauer in Augenschein. Bei der Inspektion des Stammes können Sie eventuell eine intensivere Bemoosung oder Anzeichen einer Erkrankung wie Baumkrebs feststellen. Aus der Höhe der Zwieselung vermag der Rutenkundige auch auf die Tiefe der Wasserader rückzuschließen. Ameisenstraßen oder -haufen sind im Wald im Bereich solcher Bäume nicht selten und erweisen sich dazu noch als sichere Anzeiger für eine oder mehrere Wasseradern.

AN DIE STARTLINIE UND LOS ...

Aufgrund solcher Indizien, den Hinweisen aus der Natur, sind an diesen Stellen Wasseradern mit Gewissheit und/oder Globalgitter, bei starkem Drehwuchs Verwerfungen (dies mit Wasserführung) mit großer Wahrscheinlichkeit zu muten. Wenn Sie selbst Lust verspüren, sich radiästhetisch einzuüben, stehen Sie hier an der richtigen Stelle, wo Sie mit ziemlicher Wahrscheinlichkeit Rutenausschläge erhalten. Einen Versuch wäre es wert.

Sollte es Ihnen gelingen, so freuen Sie sich darüber, die »Kraft« eines Rutenausschlages zu spüren. Aus diesem Erlebnis wird bei Ihnen Begeisterung entstehen. Beginnen Sie ganz bewusst an solchen naturgegebenen »Signalstellen«, denn die Informationen aus der Natur sind hier offensichtlich. Wichtig ist die innere Einstellung, *was* Sie aufzeigen wollen. Möglicherweise ist durch eine fachmännische Unterweisung der »Anfangserfolg« rascher vorhanden. Überzeugt bin ich in dieser Situation aber von ihrer Gefühlskraft und dem bei Ihnen verborgenen Können. Nur Mut – es wird schon klappen. Folgen Sie einfach der »Zeichensprache« der Natur.

Gleichgültig, ob Sie selbstständig »starten« oder unter Anleitung einer schon kundigen Person (Radiästhet), es kommt primär auf Ihre »Programmierung« an. Das Wesentliche ist stets die geistig-mentale Einstellung, welche klar vorhanden sein muss. Sie stellen sich in einiger Entfernung (zwei bis fünf Meter) etwa im rechten Winkel an der optisch erfahrenen und dadurch vermuteten Störzone die Frage: »Wo ist hier die Stelle, die stärkste ›Energie‹, welche eine Rutenreaktion bei mir erzeugt?« Vielleicht gelingt es schon, sich intensiv abzustimmen, indem Sie fragen: »Wo ist hier unter mir fließendes Wasser?« Nun gehen Sie ganz langsam vorwärts und die Freude, welche Sie jetzt durch ein aufkommendes Rutensignal erfahren, ist bestimmt großartig. So haben Sie erstmalig ein radiästhetisches Signal, vielleicht eine Reizzone gemutet – bei dieser mentalen Einstellung höchstwahrscheinlich Wasser. Hat es geklappt, so versuchen Sie es an derselben Stelle noch zwei- bis dreimal. Wenn Sie bei den Wiederholungen keine erneuten Ruteninformationen erfahren, so ärgern Sie sich nicht, sondern spannen Sie aus und versuchen Sie es in Ruhe noch einmal oder beenden es für diesen Tag. Sollten Sie einen Rutenausschlag spüren, geben Sie dem Vegetativum Zeit, sich zu erholen, um dieses Reaktionsgeschehen zu »speichern«. (Wo das im Gehirn tatsächlich passiert, wäre ein von mir ersehntes Studienprojekt.)

Die Lunte zu radiästhetischer Arbeit brennt, Sie wollen Feuer sein. Jetzt beginnt erst die Übungsarbeit – so Sie tatsächlich erfolgreich und sicher radiästhetisch arbeiten wollen. Sie werden möglicherweise an mehreren Stellen Ausschläge/Pendelbewegungen erhalten. Nicht immer ist bei einem Anfänger jeder Ausschlag mit Sicherheit »mental definiert« und Sie muten irgendein Signal aus dem breiten Spektrum aller Möglichkeiten. Da verwende ich gerne folgendes Gedankenbild aus der Musik. Wir sehen vier Musiker vor uns, welche eine Melodie spielen, also ein Quartett: Ein Rutenausschlag ist bildlich betrachtet eine Stimme aus dem Quartett. Ich versuche ein bestimmtes Instrument in seinem Klang herauszuhören – welches der vier Instrumente verfolge ich gezielt in seiner Klangeigenheit? Radiästhetisch gesprochen: Welche Information erhalte ich, welches Gitternetz, mit welchem Reizstreifen will ich als Mutender in Resonanz sein? Wie ist meine mentale Einstellung – auf welche »Stimme« bin ich eingestellt?

SCHAUEN – MUTEN: EINIGE ÜBUNGSVORSCHLÄGE

Nach den ersten aufbauenden und erklärenden Grundlagen zum Thema Radiästhesie/Geomantie und mittlerweile auch gelungenen Versuchen, einen Rutenausschlag zu erhalten, geht es jetzt gedanklich und informativ weiter. Sichere Mutungen werden sich nur durch regelmäßige Übung einstellen. Übung ist Wiederholung – somit gibt es hier gedankliche Wiederholungen, um bei manchen Empfehlungen Ihre Begeisterung oder das aufzubauende »radiästhetische Sensorium« zu erweitern. Mein Anliegen ist es, Ihren Blick für die Geheimnisse der Natur und in diesem Zusammenhang für die »Kräfte aus der Erde« zu schärfen.

Bleiben wir vorerst beim Wasser, dem großen Informationsgeber (Anreger) im Rahmen der Geomantie. Wenn wir versuchen, fließendes unterirdisches Wasser zu muten und dazu mental eingestellt sind, werden wir bei einer Begehung an »verdächtigen« Stellen plötzlich einen Ausschlag mit der Rute verspüren. Übungsweise können Sie dies auch in einem Bereich einer bekannten Hauptwasserleitung versuchen, denn hier ist ständiger Wasserfluss vorhanden. Sind Sie mit einem erfahrenen Rutengeher unterwegs, wird er schon vorher eine entsprechende Zone muten und Sie auf die rechte Fährte bringen.

In der Landschaft besuchen Sie vielleicht nochmals den bekannten großen Ameisenhaufen und seinen in unmittelbarer Nähe stehenden Baum mit besonderer Wuchseigenschaft. An der Verbindungslinie beider oder einfach rund um den Ameisenhügel beginnen Sie zu muten. Es kann losgehen: Ihre geistige bzw. mentale Einstellung richtet sich auf die Frage: »Wo ist die stärkste Information von unter mir fließendem Wasser?« Hier soll die Rute sich dann nach unten bewegen. Anschließend bringen Sie die Rute in die entsprechende Haltung und Spannung, dabei gehen Sie langsamen Schrittes vorwärts. Bald werden Sie wiederum ein leichtes Ziehen der Rute verspüren. Hier handelt es sich um eine Ankündigungszone. Beim langsamen Weitergehen gibt es dann senkrecht über der Hauptzone des fließenden Wassers einen kräftigen Zug nach unten. Üben bringt Erfolg – bitte führen Sie keine Zwangshandlungen (= Wunschdenken) durch. Wenn sich keine Reaktion zeigt, pausieren Sie. Am nächsten Tag gelingt es gewiss (wieder).

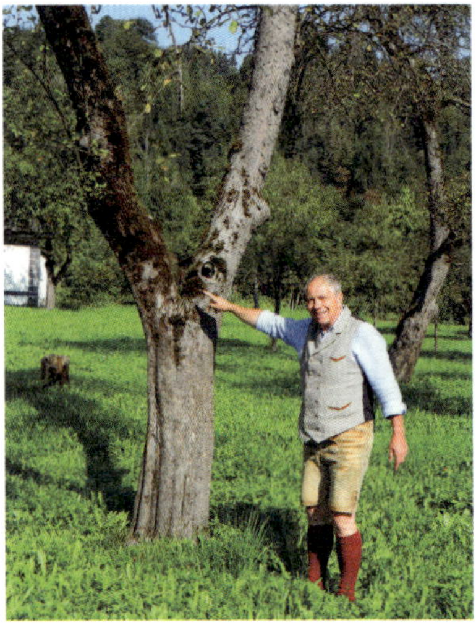

Baumzwieselung

Die radiästhetische Erfahrung fortgeschrittener Rutler erlaubt auch Informationen über die Tiefe des vorhandenen Wasserstromes anzugeben. Nach der *Bischofsregel* kann für Fachleute auf dem Gebiet der radiästhetischen Wassersuche eine Aussage gemacht werden. Hier wird eine Berechnung über das Verhältnis der Entfernung der gegebenen Ankündigungszone zur Hauptzone angestellt. Für unseren Gebrauch kann bei Interesse aus der Höhe der Zwieselung des Baumes eine etwaige Berechnung der Tiefe des bewegten Wassers durchgeführt werden: Dabei messen Sie die Höhe der Zwieselung in Metern und multiplizieren den Wert mit der Ziffer Acht. So ist eine etwaige Tiefe berechenbar. Ein erfahrener Brunnensucher wird einen Bereich bevorzugen, an dem sich in verschiedener Höhe zwei Wasserführungen kreuzen, und dann einen möglichen Bohrpunkt anzeigen.

☞ *Wirkung und Nebenwirkung:*

Es könnte der Eindruck entstehen, dass der Lebensspender und -erhalter Wasser in der Radästhesie als etwas Schlechtes und Schädliches angesehen wird. Wasser als Materie ist nicht schlecht, das Problem ist die »Information«, welche durch das bewegte Wasser entsteht und aus der Erde austritt: die ominösen »Wasserstrahlen«, deren Wirkenergie die Zellen in ihrer Funktion beeinflusst. Wir Menschen bestehen zu einem großen Teil aus Wasser. Alles fließt in gewissem Maße durch unseren Körper, das Blut, die Lymphe. Gute ungestörte Zirkulation ist wichtig und sorgt für unser Wohlbefinden, von der Aufnahme des Wassers bis zu seinem Abgang.

Das gemutete Wasser ist ja nicht nur ein Punkt in der Natur, sondern der Wasserlauf zieht durch den ganzen Untergrund. Nachdem Sie mental auf Wasser abgestimmt sind, gehen Sie von der Stelle ihrer ersten Rutenreaktion langsam in mäanderförmigen Linien kreuz und quer und markieren die nun folgenden Schwerpunktzonen, welche die Rute zeigt. Bald sehen Sie den Verlauf dieser signalgebenden Bereiche. Bei dieser Suchbewegung geht der Mutende etwa im rechten Winkel auf die Reizzone zu, die Rute in leichter Spannung haltend, und wartet dabei auf das ankommende »Signal«, welches den Ausschlag auslösen wird. Erst erfahren wir entsprechende Signale der Ankündigungszone und dann von der Hauptzone des Wassers (Frage/Einstellung: Wo ist hier fließendes Wasser? = mentale Mutung). In einigem Abstand zu der gemuteten Hauptzone geht jetzt der Suchende hin und her, dabei markiert er sich die Stellen der stärksten Information (= Hauptzone), nicht aber der Ankündigungszone. Aus dieser Linie lässt sich der Verlauf der Wasseradern anzeigen. Das ist bei der Mutung im Freien, etwa einer Grundstücksuntersuchung, gut zu dokumentieren. Wasseradern verlaufen im Untergrund ja nicht nur geradeaus. Hier ist es sinnvoll, mit verschiedenfarbigen Hölzern (Bierdeckeln) einzelne Verläufe anzuzeigen. In einem Haus lässt sich die Dokumentation zeichnerisch einfacher darstellen als im Freien.

STRAHLUNGSFELD - SPEKTROID

Das »Strahlungsfeld« der Wasserader wird in seiner Ausdehnung, der Wirkbereichsbreite, auch *Spektroid* genannt. Dabei handelt es sich um das Austreten der »Wasserstrahlen« unter einem bestimmten Winkel aus der Erde. Daraus ergibt sich der Effekt Ankündigungszone – Hauptzone. Er ist, um einen bildhaften physikalischen Vergleich anzustellen, mit den Farben des weißen Sonnenlichtes und der Streuung über ein Prisma erklärbar. Das intensivste Signal von fließendem Wasser erfolgt senkrecht über dem Wasserlauf – der

Hauptzone des Reizstreifens. Diese Hauptzone ist in ihrem Informationswert (geo)biologisch besonders bedeutsam. Geht der Rutler aus gewisser Entfernung auf diese Hauptzone zu, erfährt er schon ein leises Ziehen, die Ankündigungszone »sendet« ihr Signal.

Immer wieder arbeitet die Parawissenschaft Radiästhesie mit Bildern aus der Physik, um mutbare Ergebnisse erklären zu können, welche sich messtechnisch nicht darstellen lassen. Hier ergibt sich verständlicherweise eine Reibefläche von Skeptikern und Befürwortern der parawissenschaftlichen Materie Radiästhesie/Geomantie. Erfahrungsgemäß ist die meiste »Energieinformation«, bezeichnen wir sie als Wirkkraft, über der Schwerpunktzone eines Gitters oder Reizstreifens (z. B. »Wasserader«) und deren Kreuzungsbereichen vorhanden. Solche das Vegetativum unseres Körpers beeinflussende Wirkung wird u. a. an sakralen Orten gezielt benutzt, meistens in »positivem«, gelegentlich auch in »negativem« Sinne.

»WASSERZEICHEN« - SIGNALE AUS DEM UNTERGRUND

Sollte das Wasser der Länge nach, vom Kopf zu den Füßen seine Fließrichtung haben, wird es als *ziehend* bezeichnet. Personen, die seiner Wirkung ausgesetzt sind, wirken in ihrem Aussehen oft sehr fahl und fühlen sich abgeschlagen. Häufig treten Beschwerden im Bauchraum, die Neigung zu Krämpfen oder eine besondere Kreislauflabilität, vor allem beim Aufstehen, auf. Beim Wasserfluss in der Gegenrichtung, also von den Füßen zum Kopf, wird von *schiebend* gesprochen. Menschen, die solchen Einflüssen ausgeliefert sind, leiden unter belastenden Träumen oder an Müdigkeit am Morgen mit nicht selten depressiver Stimmung als Begleiter. Es erscheint versuchsweise durchaus sinnvoll, beim Auftreten oder Vorhandensein solcher Symptome eine Standortänderung vorzunehmen. Sollte in Ihrer Wohnung ein Stubentiger Mitbewohner sein, könnte beobachtet werden, dass er sich auf Betten, die über einer Wasserader stehen, seinen Ruheplatz sucht, weil Katzen bekanntlich *Strahlensucher* sind. Dann wäre es an der Zeit, das Bett umzustellen, schließlich sind wir Menschen von unserem Wesen her *Strahlenflüchter.*

Eltern fragen oft nach Ursachen, warum ihr Kind nachts unstillbare Unruhe (Schreien, Aufträumen) verspürt, aus dem Bett fällt oder das Zimmer verlassen will. Manche Kinder im Gitterbett ziehen sich in eine Ecke desselben zurück, um Schlaf zu finden. Säuglinge und Kleinkinder zeigen sehr deutlich diese von Reizzonen verursachte Problematik an. Instinktmäßig versuchen sie, jener möglichen Gefahr auszuweichen. Bettnässen ist, falls nicht eine familiäre Disposition dafür vorliegt, ein häufiges belastendes Geschehen bei größeren Kindern, welches aus der nachteiligen Positionierung des Schlafplatzes resultieren kann.

Wir müssen in unseren Gedankengängen nochmals zum Wasser zurückkehren. Die Erfahrung geomantisch arbeitender Personen ist, dass ein ständiger Aufenthalt (z. B. Schlafplatz) über vorhandenen Reizstreifen von Wasseradern durch die signal- bzw. energiegebende Wirkung sich nachteilig auf den Organismus auswirken kann. Allein die Fließrichtung des Wassers im Untergrund erzeugt unterschiedliche Symptome. Um diese auszulösen, muss kein Wasseradern-Kreuzungsbereich vorhanden sein. Es genügt, dass die betroffene Person zufällig der Länge nach über einem unterirdischen Wasserlauf liegt. Schiebende und ziehende Wasser erzeugen in ihrer Wirkung verschiedenartige vegetativ-körperliche Symptome. Vielleicht haben Sie selbst, ohne es bisher gewusst zu haben, etwas aus der oben beschriebenen Palette an Syndromen am eigenen Körper erfahren. Dann sollten Sie diese Botschaften keinesfalls ignorieren, sondern überlegen, ob und wie Sie darauf reagieren müssen.

Abgeschlagenheit, rasch eintretende Müdigkeit, aber auch depressive Phasen mit deutlichen Stimmungsschwankungen bei längerem Aufenthalt über Wasseradern sind die nicht erwünschten Begleiter an unserem Arbeitsplatz. Unser Steuerungsnervensystem, der Nervus Vagus, ein allgegenwärtiger Regulierer jeder einzelnen Zelle, vermag dabei nicht immer diese Informationen auszugleichen. Verschiedene ungünstig dosierte Botenstoffe, durch die Information des Wassers angestoßen, erzeugen jene vegetativen Symptome, sie irritieren uns und beeinträchtigen damit unseren Tagesablauf. Somit kann nur eine Änderung des Standortes den belasteten Körper wieder in Balance bringen. Eine einfache, doch wertvolle Hilfe – »nur wissen müsste man es halt«, wie es in einem Gedicht von Eugen Roth zu Therapieempfehlungen steht. Ein Schlafplatz, der durch Wasseradern belastet ist, löst solche Beschwerden aus und bürdet den Betroffenen gehörige Belastungen auf. Bedenken Sie nur, wie viele Stunden wir uns im Bett aufhalten.

SCHULISCHE UND ÄRZTLICHE BEOBACHTUNGEN

Kinder und Jugendliche verbergen vorhandene vegetative Beschwerden nicht und werden »auffällig« im Verhalten, weil sie ja ihre Symptome nicht unterdrücken können. Aufschlussreich waren für mich oft Berichte über bestimmte »Veränderungen«, welche die Eltern beobachteten. Nach Übersiedlungen in eine neue Wohnung oder in ein anderes Zimmer zeigten sich Schlafprobleme: Kinder wurden ängstlich oder vermochten plötzlich ihren nächtlichen Harnabgang nicht mehr unter Kontrolle zu halten, obwohl diese schon »trocken« waren. Manche Kinder wollten sich einfach nicht »umgewöhnen«, wurde vermutet. Durch den offensichtlichen Schlafmangel traten vorher nicht bekannte Lernschwierigkeiten auf. In Fällen wie diesen führte ich, so weit es möglich war, mit den Betroffenen dem Alter entsprechende Gespräche, schließlich wollte ich herausfinden, ob Mitschüler, der Lernstoff oder Lehrpersonen eine Mitursache für die Probleme sein könnten. Um seelische Ursachen auszuschließen, sprach ich auch mögliche schulische Überforderungen an. Die Gespräche waren mir als Arzt wichtig, da einige Leidtragende körperliche Symptome boten, welche aber keine erklärbare Ursache hatten.

Es gab bei Untersuchungen keine körperlich-organischen Befunde, kein feststellbares biochemisches Substrat wie auffallende Laborwerte oder elektrophysiologische Auffälligkeiten (EKG). Hier wurde mir manchmal bewusst, dass schon Kinder depressive Verstimmungen erfahren können und dies durch körperliche Signale zeigen.

Aufgrund meiner ärztlichen Arbeit und Erfahrung konnte ich immer wieder auf Belastungen durch einen möglicherweise belasteten Schlafplatz hinweisen und paramedizinische Hilfe anbieten. Daraus empfohlene Mutungen führte ich ohne Honorar durch – und vor allem drängte ich mich nie auf. Es war mir ein medizinisch-soziales Bedürfnis, hier zu helfen. Da sich in vielen Fällen eine Verbesserung des Zustandes nach der empfohlenen Änderung des Schlafplatzes zeigte, wurde dieser Tipp auch weitergegeben. Durch Mundpropaganda gab es immer wieder die Bitte, Wohnungen oder Schlafstellen zu muten. Hier waren die wertvollen Arbeiten von Käthe Bachler und Professor Worsch ein emotionales Dopingmittel für mich, um auf diese Art zu helfen. Es ist meine feste Überzeugung, dass keine Gerätschaft, und mag sie noch so ausgetüftelt und technisch raffiniert sein, geopathogene Belastungen zum Verschwinden bringen kann. Gesundheitliche Hilfe und Chance darauf sind *nur* gewährleistet, wenn betroffene Personen den »belasteten Plätzen« konsequent ausweichen.

Immer wieder tritt auch folgendes Beschwerdebild auf, wo – offensichtlich ausgelöst durch die Wirkung der »Wasserstrahlen« und Signale von Currygitterkreuzungen – Körper und Psyche Nachteile erfahren. Die Betroffenen haben zwar lange geschlafen, stehen aber wie gerädert und kaum erholt auf und müssen ihren Arbeitstag ohne Energie beginnen. Das Beschwerdebild mit Gelenkschmerzen oder Schwierigkeiten am gesamten Stützapparat, oft als rheumatisches Geschehen diagnostiziert, erfährt durch diese geopathogene Belastung eine Verstärkung der Symptome. Freilich sind nicht nur die »bösen Strahlen« Verursacher krankhaften Geschehens, sondern zahlreiche andere Begleitfaktoren auch. Dazu gehören etwa die Veranlagung zu chronischem Entzündungsgeschehen, Ernährung und Bewegungsmangel. Weil diese Problematik häufig und auch sehr belastend ist, wird verständlicherweise nach Heilhilfen gesucht. Gerade Erkrankungen aus dem rheumatischen Formenkreis sind sehr vielfältig und stellen ein medizinisches Therapieproblem dar. Hier ist für Geschäftemacher ein ideales Verkaufsterrain gegeben.

☞ *Wirkung und Nebenwirkung:*

Was ich hier bei therapiesuchenden Personen an »Wunderwaffen« von Abschirmungen (»Matten mit Erfolgsgarantie«) zu sehen bekam, habe ich schon erwähnt – therapeutisch wertlos, dafür aber teuer. Ein Beispiel aus mehrfacher Eigenbeobachtung: Ein Patient mit hartnäckigen Beschwerden wird von einem »Gesundheitsberater« besucht. Er findet die Störquelle der Krankheit nur in den »schädigenden Strahlen« im Bettbereich. Es wird mit einem »Spezialmessgerät« vermessen (es misst die statische Aufladung) und eine entsprechende Matte mit strahlenabweisenden Silberfäden, günstiger mit Kupfergeflecht, käuflich angeboten, welche mittels einer Schutzkontaktsteckdose geerdet werden muss. Daraufhin zeigt das Messgerät keinen schädigenden Wert mehr an. Die Matte wird gekauft, die statische Aufladung ist verschwunden, im Geldbeutel hat ebenso eine flotte Entladung stattgefunden. Eine weitere »Gesundheitsoption«, so konnte ich feststellen, ist der Verkauf – nach entsprechender »Vermessung der Erdstrahlen« – von Kupferpyramiden und -spiralen, welche jegliches Problem mit »Wasser-« oder »Erdstrahlen« beheben sollten. Mein Rat: Seien Sie vorsichtig, sollten Ihnen »Geräte« angeboten werden, welche »Strahlen« angeblich zum Verschwinden bringen.

SIGNALE - HINWEISE AUF EINEN BELASTETEN ARBEITS- ODER SCHLAFPLATZ

Unser Körper zeigt über das Steuerungsnervensystem, das Vegetativum, wie seine »Einstellung« ist. Diese Körperempfindungen und auch das Aussehen von Menschen sind Signale, welche wir beachten sollten: Schlafstörungen mit häufigen Angstträumen, Müdigkeit trotz langer Schlafdauer, häufiges nächtliches Schwitzen und allgemeine Antriebslosigkeit, welche in Richtung Depression führen kann. Zwei wesentliche Hilfsmittel sind das Schauen und das Zuhören – aus meiner ärztlichen Praxis erscheinen sie mir wichtiger, als sofort Laborbefunde zu erheben. Erfahrene Ärzte oder Heilpraktiker haben ein geschultes Auge und dabei wird so manche Blickdiagnose getroffen, welche ein Krankheitsbild aufzuzeigen vermag. Weitere Untersuchungen bestätigen dann oft diese Diagnosen. Ich selbst bin kein geschulter Irisdiagnostiker oder Irisanalytiker, aber für mich ist es eine staunenswerte Tatsache und Beobachtung, dass Personen, vom Kleinkind bis zum Greis, »Stressringe« an ihrer Iris aufzeigen, wenn an ihrem Schlaf- und/oder Arbeitsplatz eine geopathogene Zone, also ein belasteter Standort, gegeben ist.

In hohem Maß werden wir auf Funktionieren geschult und trainiert. Ausgeglichen zu leben, Tagesrhythmen anzunehmen und die Kräfte der Natur bewusst zu nützen wäre die Grundbotschaft dieser Informationen.

Betrachten wir einige weitere Symptome, welche nicht nur eine Tagesverfassung schildern, sondern eine mögliche Fehlinformation an unser System durch einen ungünstigen Standort anzeigen. Es besteht möglicherweise ein anhaltendes körperliches Unbehagen verbunden mit Unruhegefühlen und sogar depressiven Episoden, eine vermehrte Infektanfälligkeit oder das Unvermögen, sich richtig zu erholen. Konzentrationsschwierigkeiten mit rascher Erschöpfung oder auffallende Antriebslosigkeit liefern ebenso entsprechende Hinweise. Bei manchen Kindern zeigt sich eine vermehrte Infektanfälligkeit von relativ langer Dauer. Etliche Infekte im Jahreslauf durchzumachen ist allerdings auch ein Zeichen für ein gut funktionierendes Immunsystem. Bettnässen, Neigung zu Schlafwandel sowie häufiges Aus-dem-Bett-Fallen sind starke Anzeichen für mögliche geopathogene Belastung. Keines dieser Symptome ist ein absolutes Indiz, sollte aber zum Denken anregen.

☞ *Wirkung und Nebenwirkung:*

Achten Sie auch darauf, ob sich die Symptome z. B. im Urlaub, wenn Sie woanders wohnen bzw. schlafen, verändert haben oder sogar ganz weg sind. Wenn ja, schlafen Sie dann doch probehalber in Ihrer Wohnung einmal an einem anderen Bereich und beobachten Sie dabei Ihr Empfinden.

Der Gesundheitsmarkt ist enorm, die Gesundheitsreligion die größte aller Vereinigungen. Häufig sind wir darin gefangen, richten uns nach der Werbung oder nach einem bestimmten Zeitgeist. Wichtig und wertvoll ist es vorerst, (wieder) auf den eigenen Körper zu horchen und die uns zur Verfügung stehenden Naturkräfte zu nützen. In nicht wenigen Fällen werden wir medial und emotional manipuliert, ohne dies zu bemerken. Daher ist es wichtig, Eigenverantwortung und Körperbewusstsein zu erlangen, um sich von solchen Fremdeinflüssen möglichst unabhängig zu machen.

Daher kann ich als Arzt und Radiästhet nur folgende Empfehlung aussprechen: Es sollte ein besonderes Anliegen für unseren eigenen Körper sein, ihn in seinem Regulationsgeschehen zu unterstützen. Das Fördern seiner Immunkompetenz ist dabei ein wesentlicher Punkt. Diese, Sie wissen es ja bereits, hängt von vielen Faktoren unserer Exposition ab. Körperliches, selbstverständlich auch psychisches Wohlbefinden ist eine starke Triebfeder zu einem optimalen

Immungeschehen. Immunabwehr oder Gesundheit zu kaufen gelingt nicht, hingegen sind Vorsorge und entsprechendes Training der probate Weg. Wir dürfen die psychische Komponente als wesentlichen Faktor eines nachteiligen und auch anhaltenden Stressgeschehens nicht unterschätzen. Eine gute körperliche Konstitution und Abwehr (= Immunkraft) ist unser Ziel, zumindest sollte es eine Absicht aus Überzeugung werden.

Ein dringend zu beachtender »Schalter« zu guter Regulation und Immunantwort sind unsere langzeitigen Aufenthaltsplätze. Körperlich und geistig aktiv zu sein ist ein Schlüssel auf dem Wohlfühlpfad. Aktiv zu werden bringt auch bei der Standortwahl Gewinn, insbesondere dann, wenn dieser Platz von seinem »Informationspotenzial« für das Immungeschehen unseres Körpers nachteilig wirkt. Sich auf dem »rechten Platz« zu positionieren bedeutet Hilfe für den Körper, wenn Sie an die Gefahren negativer Belastung durch unsere Exposition an einem ungünstigen Standort denken.

☞ *Wirkung und Nebenwirkung:*

Die geopathogenen bzw. geobiologischen Bereiche – die Standorte – sind Mitverursacher möglicher Krankheitsbereitschaft, aber nie alleinige Ursache. Das Problem, besser gesagt die Wirkkraft unserer Expositionsreize summiert sich und die verschiedensten wirksamen Faktoren hängen ab von Intensität und Zeit. Aus der Gesamtdosis dieser »Signalgeber« und wohl auch durch den Grad und die Art der Belastungen verschiedenster Art entsteht »Gefahr«. Somit ist es sinnvoll, auf allen möglichen Ebenen einer negativen Zell- und damit Körperbeeinflussung vorzusorgen. Gerade im umbauten Raum, in unseren Wohnungen, verfügen wir über enorme Möglichkeiten, vorzusorgen und dadurch mögliche negative zelluläre Veränderungen hintanzuhalten.

UNTERSCHIEDE, WELCHE ZU BEACHTEN SIND

Im Zusammenhang mit dem Gesundheitsmarkt und einer Mischung aus esoterischen Marktempfehlungen möchte ich eine Information weitergeben, welche mir wichtig erscheint. Die Urbedeutung von Esoterik, aus dem Griechischen abgeleitet, bedeutet »aus dem innersten Kreis (einer Wissenschaft) kommend«. Damit wurden Fachleute von Wissenschaft und Philosophie beschrieben, die mit dieser Materie vertraut waren. So konnten auch Personen, welche der Schrift und des Lesens kundig waren, ebenso als Esoteriker bezeichnet werden. Heute scheint Esoterik ein Begriff für eine ganz bestimmte Marktnische zu sein. Dabei denke ich besonders an eine im Ursprung sehr wertvolle »Sache« der chinesischen Geomantie – Feng-Shui. Das Problem dabei: Zu wertvollem Wissen ist oft nur die Worthülse vorhanden, aber es ist nicht unbedingt Wissen drinnen, wo Esoterik draufsteht.

☞ *Wirkung und Nebenwirkung:*

Feng-Shui ist eine sinnvolle Lehre zu Harmonie von Haus und landschaftlichem Standort, eine Empfehlung zur möglichen idealen Einrichtung von Wohnbereichen und harmonischer Landschaftsgestaltung. Somit wird Feng-Shui auf unsere Umgebung und unseren Körper positiven Einfluss haben. Das Vegetativum, unser bekanntes Steuersystem, reagiert zwar auf eine stimmige Umgebung günstig, dessen ungeachtet bleibt die geopathogene Belastung im Bett, am Arbeitsbereich oder in der freien Natur weiterhin vorhanden und beeinflusst jedes biologisch-zelluläre Geschehen. Der Knackpunkt aus meiner Sicht ist – und Mutungen zeigen das auch auf –, dass Personen trotz (möglicher) Harmonisierung im Raumbereich nicht von geopathogen belasteten Bereichen befreit werden – dies wird aber leider oft fälschlich behauptet. Immer wieder wurde ich zu Mutungen in Häuser gebeten, welche nach den Prinzipien von Feng-Shui gestaltet waren. Allerdings traten dort Beschwerden auf, wie ich sie zuvor bei Belastungen an geopathogenen Standorten durch Erd- bzw. Wasseradern beschrieben habe.

EMPFINDUNGEN ZULASSEN UND AUSBAUEN

Empfindungen, welche wir an unserem Wohnplatz oder in dessen Umgebung erfahren, beeinflussen unser Wohlbefinden und damit indirekt auch unsere Gesundheit. Ein körperliches und emotionales »Heilsein« ist wohl unsere Grundsehnsucht und wir vermögen dazu allerhand beizutragen. Daraus resultiert meine menschlich-ärztliche Haltung, Sie zu einem »Eigenerleben« solcher Geheimnisse anzuleiten. Gehen Sie bewusst um eine alte Kirche und beobachten Sie dabei Ihre körperlichen oder emotionalen Empfindungen. Wohin zieht es mich, wo möchte ich mich hinsetzen, bleiben und schauen? Die Vegetation um solche Bauwerke herum ins Auge zu fassen macht die Situation möglicherweise noch spannender und aufschlussreicher. Achten Sie darauf, ob Quellaustritte oder Brunnen vorhanden sind, welche die Kraft oder Heiligkeit des Ortes bewirken oder verstärken. Dies ist schon ein erster Weg, um dem Körper und Geist eine gewisse Erfahrung zu Ruhe und Gelassenheit zu geben. Dabei entwickelt sich ziemlich sicher eine Resonanz mit der Natur und deren Signalen. Beobachten Sie die Struktur von Mauern solcher Baulichkeiten: Treten Risse oder auffallend feuchte Stellen in der Umgebung auf? Dies könnte für Sie, falls Sie selber radiästhetisch arbeiten wollen, eine Markierung zu einer Teststrecke für Versuche sein, bestimmte Reizstreifen von Wasser/Verwerfungen zu muten.

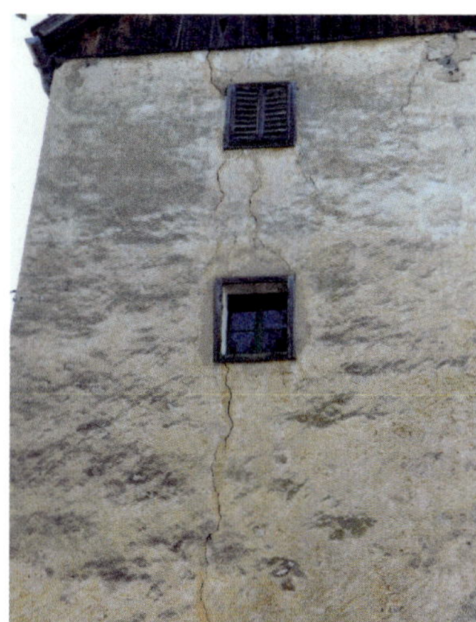

Geomantisch verursachte Risse

Purner weist in seiner erwähnten Dissertation über die Eigenheiten der von ihm gemuteten kirchlichen Bauten auf »bestimmte Besonderheiten und

Konstellationen dieser sinnlich nicht direkt wahrnehmbaren Standortkomponenten« hin. Möglicherweise fühlen Sie »etwas« jener geheimnisvollen Kräfte. Gehen Sie dann gemächlich in die Kirche. Was empfinden Sie am Eingang, kurz vor der Tür, auf der Schwelle und unmittelbar dahinter? Das Eintreten vermag schon ein meditativer Akt zu sein. Gehen Sie Ihrer Stimmung folgend im Kapellen- oder Kirchenraum weiter. Wo zieht es Sie hin – möglicherweise zum Altarbereich, zur Kanzel oder zu einem »unauffälligen« Platz – und möchten Sie hier verweilen? Tun Sie das auch, denn diese Aufenthaltsbereiche sind dazu geeignet, Sie in eine andere Stimmung und Gedankenwelt zu versetzen. Allein und in der Stille ist hier »Naturkraft« zu erfühlen und zu erfahren.

In einer Wallfahrtskirche oder einem anderen heiligen Raum sind Sie meistens nicht allein. Den Ort besuchende Menschen bewegen sich in solchen Räumen, andere Besucher beten für sich oder gemeinsam. Auch in diesem Fall können Sie eine Atmosphäre besonderer Art erleben, eine gemeinsame »Kraft«, welche Ihren Gefühlsspegel verändert. Empfinden Sie auch eine offensichtliche Änderung des »Raumempfindens«, wenn viele gemeinsam betende Personen versammelt sind. Wohliges Empfinden wird sich kaum bei einer »Massenwanderung«, wie ich gerne nur schauende, aber nicht sich mit dem Ort verbindende Besucherströme bezeichne, einstellen. Ein prägnantes, kraftvolles Beispiel ist für mich die Situation im Salzburger Dom in der Sommersaison oder der Aufenthalt in der Mariazeller Kapelle zu St. Peter. Jene Mischung aus natürlichen und menschlichen »Strahlungen« oder »Energiefeldern«, die Sie dort erleben können, wird für Sie bei sorgfältigem Beachten und Betrachten gewiss erfahrbar sein. Versuchen Sie, den Ort und die vorgefundene Situation in Ruhe auf sich wirken zu lassen. Verbinden Sie sich hier mit den naturgegebenen »Energien«, so schwingt Ihr Körper mit der Wirkkraft des Standortes gleichsam zusammen. Spüren Sie den Geist dieses Ortes, den Genius Loci, wobei ich auch an die »energetische

Kraft« dieses Aufenthaltsortes für unser Steuernervensystem (Vegetativum) und an unsere Körperfunktionen denke. Behaglichkeit vermag Ihren Körper zu durchdringen, Sie können nach kurzer Zeit ein wohliges Ruhegefühl erfahren – »erleben« Sie Ihren Körper. Die »Grundeinstellung« jedes Individuums ist verschieden und somit werden sich personenbezogene Empfindungen und Gefühle einstellen. Daher lassen sich an solchen Standorten menschliche Erfahrungen verständlicherweise nur höchst subjektiv beschreiben.

☞ ***Wirkung und Nebenwirkung:***

An besonderen Standorten, welche Ihren Geist anregen und durch die Belastung einer Wanderung den Körper fordern, werden Gefühle und Gedanken frei, die zum Nachdenken oder »Philosophieren« einladen. Lassen Sie auch den Gedanken freien Lauf und genießen Sie es. Hier sehe ich den Schatz zu Erholung und Lebensfreude verborgen. Heben Sie diesen und erfahren Sie dabei zu leben und nicht nur zu funktionieren. Denn »glücklich leben und naturgemäß leben ist eins« (Seneca).

Kapitel 7

DER RADIÄSTHET ALS »GESUNDHEITSHELFER«

Vorsorge ist ein wesentliches Fundament unserer Gesundheit und sollte auch ein Kernanliegen ärztlichen Handelns sein. Ich sehe es als eine Aufgabe, die Kräfte der Natur zu beachten und entsprechend zu nützen. Somit ist die Geobiologie bzw. die Geopathologie beruflich gesehen ein bedeutsamer Aspekt sinnvoller Vorsorgemedizin. Ein gewissenhafter Radiästhet kann etwa gute Ratschläge geben, wo vorteilhafte Standorte für die Bewohner eines Hauses vorhanden sind. Er wird auch Bereiche aufzeigen und dokumentieren, die eine nachteilige Wirkung haben könnten. Wie wir anhand der Fallbeispiele (vgl. Kapitel 5) gesehen haben, ist Prävention bei der Ausrichtung auf Zonen, wo wir viele Stunden unseres Lebens zubringen, eminent wichtig. Die unsichtbaren Umweltenergien sind von geobiologisch-geopathogener Bedeutung und daher ernst zu nehmen.

RADIÄSTHESIE ALS KOMPLEMENTÄRMEDIZIN

Um Kräfte und Informationen aus der Natur anzunehmen und zu benützen, sind Radiästhesie und Geomantie gut geeignete Wegweiser und Hilfsmittel. Das gilt auch für unsere Wohn- und Arbeitsbereiche, die nicht nur funktionell sind, sondern wahre Kraftplätze für das menschliche Wohlbefinden sein sollten. Im Idealfall handelt es sich dabei um Aufenthaltsorte, wo die Harmonie des Körpers mit jener der Natur bzw. Umgebung in Einklang steht. Indem sich hier ein »Energiefeld« für Körper, Geist und Seele entfaltet, wirken solche Standorte als Heilmittel (Remedium).

Mein Credo lautet, dass die Zufriedenheit das höchste Gut ist, dann erst kommt die Gesundheit. Die Kombination beider »Zustände« stellt allerdings das Optimum dar und wir haben viele Optionen, einen Weg dorthin zu beschreiten. Fühlt sich der Körper in eine gute »Grundstimmung« versetzt, werden das Gemüt (Vegetativum) und das körperlich-seelische Fundament stabil sein. Unsere Lebens- bzw. Arbeitszentrale soll und kann ein friedlicher und »beseelter« Bereich, ein wohlgestaltetes Refugium und Unterschlupf zum Kräftetanken sein. Dabei wird wiederum unbewusst ein erhabener, fast spiritueller Ort entstehen und bestehen. Der ursprüngliche Begriff »heil« bedeutet im Althochdeutschen »Heilung, Gesundheit, Glück« – dies ersehnen wir doch alle. Denken Sie daran, bestimmte Rituale zu den verschiedenen Jahreszeiten durchzuführen. Sie helfen uns dabei, das Wohlfühlklima auszubauen, die Kraft des Umfeldes zu stärken oder zu reinigen. Wenn Menschen sich mit den Kräften der Natur verbinden und diese gezielt einsetzen, bewegen sie sich gewiss auf einem Wohlfühlpfad. Genau dorthin will ich Sie führen. Der Wohlfühlbereich in einer Wohnung sollte nämlich zugleich auch der Gesundheitskraftplatz sein.

DIE BEDEUTUNG DES STANDORTES

Die Mutungsergebnisse sind die Basis zu einer bestimmten Empfehlung, also der einfachen Aussage, ideale Standorte zu nutzen, belastende hingegen zu meiden. Stimmige Aufenthaltsbereiche (»neutrale Plätze«) für unser Wohlbefinden lassen sich immer wieder aufzeigen. So vieles an Empfehlungen zu Wellness und Gesundheit wird uns tagtäglich geboten. Da scheint es doch geradezu eine gesundheitsrelevante Aufgabe zu sein, Plätze zur Erholung und Regeneration im Garten bzw. in den eigenen vier Wänden aufzuspüren, um unserer Gesundheit Gutes zu tun.

Wasserstrahlen sowie die schon mehrfach erwähnten Globalgitter sind »Informationsenergien«, welche bei Mensch, Tier und Pflanze biologisch wirksame Reaktionen auslösen. Wenn ich beim Muten die Zeichen von Veränderungen in der Natur bewusst beobachte, gesundheitliche Probleme von Personen an solchen Standorten dokumentiere und all diese Erfahrungen mit meinem ärztlichen Weltbild in Verbindung bringe, lässt mich der Gedanke, was an derartigen Bereichen von Reizstreifen tatsächlich am bzw. mit dem Menschen geschieht, nicht mehr los. Welche gesund machenden oder Krankheit erzeugenden Signale erfährt der lebende Organismus? Kann hier Vorsorge oder Hilfe im Krankheitsfall entstehen? Wie verhält es sich mit einem anhaltenden Reiz am Arbeits- oder Schlafplatz? Als medizinisch-physiologisch denkender Therapeut kommen mir dabei verschiedene wissenschaftliche Gedanken in den Sinn, darunter auch ein Modell, welches in der Fachwelt als *Arndt-Schulze-Gesetz* geführt wird. In dem von mir beschriebenen physiologischen Geschehen hat es seine Wertigkeit, daher möchte ich es im Hinblick auf die in unserem Körper ständig ablaufenden Regulationsgeschehen kurz erläutern. Jenes Gesetz besagt, dass »schwache Reize die Lebenskraft anfachen«, »mittlere Reize die Lebenskraft stärken«, während »starke Reize« diese »hemmen« und »stärkste Reize« unsere Lebenskraft »zerstören«. Was geschieht am Standort von Mensch, Tier oder Pflanze durch die verschiedenen Reizqualitäten, insbesondere wenn solche Reize über lange Zeit anhalten? Durch unsere Lebensweise sind stundenlange Aufenthalte im Bett oder am Arbeitsplatz vorprogrammiert, darüber hinaus werden wir auch anderen verschieden wirkenden Umweltsignalen (Stressoren) ausgesetzt. Aufgrund unserer Reizüberflutung reagieren wir nicht mehr instinktiv und folgen nicht dem (oft nur mehr rudimentären) körpereigenen Signal, das uns etwa auffordert auszuweichen, weil der Körper vor Ort nachteilige Einflüsse erfährt. Unser Sensorium ist abgestumpft und so merken wir nicht, wenn anhaltende Reize die Körperzellen ständig beeinflussen. Die Wahrnehmung erfolgt oft erst, wenn Beschwerden auftreten. Somit kann aus einem anfänglich für die Zelle in ihrem Regulationsgeschehen günstigen Reiz ein anhaltender negativer Signalgeber werden – mit allen nachteiligen Folgen, wie sie das Arndt-Schulze-Gesetz beschreibt.

Informationen über Wachstumseigenheiten und das Gedeihen haben wir schon an Pflanzen festgestellt, bestimmte Verhaltensmuster von Tieren ebenso. Diese reagieren durchwegs noch ihrem Instinkt folgend. Wir Menschen sind leider von instinktiven Reaktionen abgekoppelt und haben uns dadurch in gewisser Weise auch von der Natur und deren Signalen an uns verabschiedet. Das ist ein absoluter Nachteil, da wir dabei Schlüsselreize zu unserem Wohlbefinden und im weiteren Sinne zur Gesundheit nicht erfahren und auch nicht entsprechend handeln. Spontane Handlungsbereitschaft ist gleichsam erloschen, weil wir die entsprechenden Warnsignale nicht mehr hören, und wir verbleiben im Gefahrenbereich, obwohl uns das sicher nicht zum Vorteil gereicht. Unsere Chance, dem gesundheitsgefährdenden Dilemma zu entkommen, besteht darin, wieder »hellhörig« zu werden – vielleicht mithilfe eines Radiästheten, der auf ungünstige »Signalstellen« hinweisen oder neutrale Standorte aufzeigen kann.

DER RECHTE STANDORT: WAS ERHÄLT UNS GESUND?

Wir haben je nach Indikation wertvolle Medikamente, welche uns, gezielt angewandt, Nutzen bringen. Ich denke hier z. B. an die fachgerechte Verordnung eines Antibiotikums oder des passenden Bluthochdruckmittels. Ähnlich wie eine Arznei gehören für mich als radiästhetisch arbeitenden Arzt auch der rechte Standort und dessen segensreiches Wirken auf unser Leben zum medizinischen

Repertoire. Hier denke ich ganz besonders an die Positionierung des Schlaf- und Arbeitsplatzes, wo wir in der Regel sehr viel Zeit zubringen.

Der Vorsorgegedanke fordert die bestmögliche Ausschaltung ungünstiger Einflüsse und deren Wirkkraft auf unseren Organismus. Zur Heilung oder Gesunderhaltung benötigen wir ebenso Unterstützung für den Körper, damit das unbewusst arbeitende Regulationsgeschehen optimal und ungestört ablaufen kann. Dafür sind »helfende Informationen« und Aktionen erforderlich, etwa die Änderung unserer Lebensweise oder ein störungsfreier Aufenthaltsbereich. Freilich lassen sich eingeschliffene Gewohnheiten und Anschauungen nicht immer leicht ändern. Auch Vorschläge nach erfolgten Mutungen, den idealen, das heißt neutralen Standort zu nutzen, sind nicht immer ganz leicht umsetzbar, etwa wenn Einbaumöbel eine einfache Schlafplatzänderung verkomplizieren. In solchen Fällen wird sich mancher Betroffene lieber ein »Abschirmgerät« einreden lassen, anstatt den fixierten Standort zu verändern bzw. zu wechseln. Aus gesundheitlichen Vernunftgründen den Lebensstil zu modifizieren gehört zu den schwierigsten Aufgaben überhaupt. Da verhält es sich ähnlich wie mit einer starren, voreingenommenen Meinung, über die kein Geringerer als Albert Einstein befand, »es sei einfacher, einen Atomkern zu spalten, als ein Vorurteil aufzugeben«. Der Grundgedanke vieler meiner Vorträge im Zusammenhang mit Gesundheit dreht sich stets um die Frage: »Was macht bzw. erhält uns gesund?« – und nicht: »Was macht uns krank?«

Die radiästhetische Empfehlung und Hilfe lautet, grundsätzlich belastenden Stellen auszuweichen sowie günstige, kraftgebende Bereiche aufzusuchen und gewinnbringend für unsere Gesunderhaltung zu nutzen. Durch unsere Eigenaktivitäten haben wir ein breites Band an Möglichkeiten, uns Gutes zu tun. Ganz wichtig erscheint mir hier der Hinweis an Sie zu versuchen, wieder bewusst auf den Körper und seine Signale zu horchen. Der geobiologisch beeinflusste

Standort ist schließlich von elementarer Bedeutung, bezogen auf das Wohlbefinden von uns Menschen und jenes unserer Mitgeschöpfe.

STANDORTE, UM ZU HELFEN UND ZU HEILEN

Seit jeher wurden heilige Plätze gezielt bestimmten Gottheiten zugeordnet, waren sie doch für das Wohlergehen der Menschen zuständig und galten Krankheiten lange als Strafe jener Götter. Gemeinsam ist allen diesen Orten eine gewisse mystische, aber auch rationale Lagebegründung. Quellen treten hervor, welche offensichtlich Heilwirkung besitzen. Die gesammelte Erfahrung im Umgang und Benützen solchen Wassers zeigte den Menschen auch dessen Wirksamkeit. Vielfach suchten waidwunde oder kranke Tiere jene Quellen auf, wie aus vielen Gründungsgeschichten von Wallfahrtsorten oder Heilbädern berichtet wird. Aus ihrem Gesundwerden zogen die Menschen entsprechende Rückschlüsse zur eigenen Verwendung. Beobachtungen in der Natur sind immer wieder erhellende Lehrbeispiele für zentrale Fragen in unserem Dasein.

Offenkundig wirken Signale bzw. Informationen aus der Umwelt auf unser vegetatives Nervensystem und instrumentalisieren unser Befinden. Es existieren wahrlich Orte der Kraft, die uns auf vielfältige Weise beeinflussen. Besondere Empfindungen bauen sich auf, welche dort verweilende Personen körperlich oder emotional erfahren. Abhängig von der »Grundstimmung« eines jeden Menschen können die Gefühlseindrücke unterschiedlich sein. Somit besteht die Möglichkeit, diese Einflüsse auf uns auch unterschiedlich wirken zu lassen. Während eine Person Ruhe und Gelassenheit finden kann, mag eine andere aufgewühlt werden und Unruhe empfinden. Somit ist erfahrbar, wie Standorte genutzt werden können.

☞ *Wirkung und Nebenwirkung:*

Ich bin tief überzeugt, dass jene Menschen, welche die Umwelt annehmen und mit dieser wieder bewusst zu leben beginnen, sich in Harmonie mit ihr begeben und dabei die körperliche und psychische Gesundheit verbessern. Wichtig ist jedoch, dass hierbei kein Missbrauch entsteht, Naturgegebenes als Existentes angenommen und nicht als Hokuspokus abgetan wird. Aus der Literatur zur Parapsychologie mag es manch hypothetische oder übersinnliche Erklärungsversuche geben, aber bitte lassen Sie sich durch zweifelhafte Empfehlungen zur Anwendung nicht verführen oder verwirren. Seien Sie vorsichtig, wenn es damit verbunden um beträchtliches Honorar geht, und bleiben Sie kritisch, sofern Unglaubliches an der Grenze zu Wundern versprochen wird.

Sogenannte *gute* und *schlechte* Plätze können wir überall finden – wesentlich ist deren Nutzung. Bei nachteiligen Signalen ist der Zeitfaktor immer zu bedenken, auch gute Plätze sind nicht unbedingt als Daueraufenthaltsplatz zu sehen. Wertvoll dagegen ist der *neutrale* Platz, denn hier sind weder kraftgebende noch kraftnehmende Signale vorhanden und diese »Energiesituation« wirkt optimal. Indirekte Messungen zeigen im Bereich solcher Plätze ein gleichförmiges Erdmagnetfeld.

In freier Natur und im Wohnbereich finden wir diese Stellen manchmal unbewusst (instinktiv). Es sind Standorte, an denen wir uns einfach geborgen oder wohlfühlen, Ruhe und Ausgeglichenheit erfahren. Denken Sie an »Ruheplätze« in der Natur, an denen Sie am liebsten bleiben möchten, oder beachten Sie im Garten oder Park Stellen, wo sich immer wieder Kinder versammeln und hier spielen. Meine persönliche Beobachtung dazu ist, dass solche großen »Kraftorte« häufig in unseren Alpentälern anzutreffen sind und wir selbst und andere Personen dort verweilen möchten. Vielleicht liegt hier die besondere Kraft gewisser Urlaubsgebiete und Kurorte. Gewiss sind Wasserqualitäten und atmosphärische Bedingungen mit eingebunden oder sie verbinden uns unbewusst mit der Natur, sodass wir ein Teil derselben sind.

Daher ist es nicht gleichgültig, wo und wie die Signale aus der Natur wirken. Die anregende Information von Wasserstrahlen (Reizzonen und deren Kreuzungen) sowie die daraus folgende Wirkung auf Lebewesen wurden und werden immer wieder gezielt benützt. Diese beabsichtigte »Energieanwendung« sollte an »aufladenden« Standorten durchwegs von kurzer Dauer sein. Dabei werden im Organismus besondere Kräfte mobilisiert. Der Körper verspürt Kraft, der Geist ist besonders wach und in seinen Gedankengängen rege. Es ist kein Zufallsgeschehen, sondern ein zielgerichtetes und punktgenaues »Benützen« eines von wissenden Menschen aufgezeigten Platzes in Kirchen, Schlössern, öffentlichen Gebäuden oder an zu Kulthandlungen vorgesehenen Stätten. Dieser Ort, seine Zugänge und die Umgebung werden systematisch nach geomantischen »Regeln« verwendet. Die entstandene Harmonie mit der Natur steht dann wiederum mit der Kraft aus der Erde im Einklang. Jene Verbindungen – sie könnten als Energieflüsse bezeichnet werden – »bewässern« und beeinflussen energetisch die nähere und weitere Umgebung. Die vorhandenen Überlagerungen oft mehrerer Reizzonen sorgen für einen »Energieschub«, der das Vegetativum dort befindlicher Personen erfasst und sich u. a. in Gestalt besonderer geistig-emotionaler Kraft zu erkennen gibt. Der Vortragende beispielsweise kann so seine Überzeugungskraft verstärkt transportieren. Geomanten bezeichnen solche besonderen Bereiche als »Punkte der Beredsamkeit«. Ein ständiger Aufenthalt an so beschaffenen Standorten würde freilich zur Überbelastung und daraus folgend zur Erschöpfung führen. Technisch ausgedrückt kommt es nämlich zu einer Übersteuerung des Vegetativums.

Im negativen Sinne werden Standorte benützt, um bei Menschen körperliche und geistige Kraft zu reduzieren, sozusagen abzuleiten. An alten Gerichts- oder Richtstätten lassen sich derartige Standorte muten. Solche mittelalterlichen Dingplätze waren nicht nur Stellen zu Gerichtsversammlungen, sondern auch zu Beratungen einer örtlichen Gemeinschaft. In traditionsreichen Wirtshäusern existieren manchmal »Hinterzimmer«, wo Verhandlungen geführt werden. Auf kleinem Raum sind hier energetisch den Menschen beeinflussende Sitzbereiche vorhanden, welche Personen Kraft geben oder diese abziehen. Naturkräfte fungieren hierbei als »Helfer« menschlicher Emotionen. Dazu habe ich ein »tierisches Erlebnis« zu berichten. In einem so beschriebenen Raum, erzählte mir eine Wirtin, bleibe der Hund ihres Mannes, welcher nur auf ihn bezogen sei, nur ganz kurz und »warte« vor der Tür, bis die Besprechung zu Ende sei. Das Tier sei nicht zu bewegen, länger in diesem Raum zu verweilen. Das ist gewiss nicht ein Ausdruck von Diskretion, sondern ein Hinweis auf das Wesen des Tieres, einen »Strahlenflüchter«, der abladende Standorte meidet.

In Kirchen ist der Standort des Priesters am Altar oder die Lage der Kanzel gezielt über Kreuzungen von mehreren Wasserläufen (Reizzonen) positioniert. Die Aktivierung der handelnden, predigenden Person wurde als »vegetatives Doping« gesehen und diese Stellen von den Baumeistern ganz gezielt benützt. Im Bereich des einstigen Kommuniongitters wie auch an Eingängen zu den Sakralbauten sind kraftnehmende, also Schwäche und Demut bewirkende Flächen geschaffen worden. Mit dem kinesiologischen Muskeltest (vgl. S. 181) lassen sich derartige Bereiche in ihrer Wirkung auf uns Menschen fühlbar aufzeigen – ein Versuch lohnt

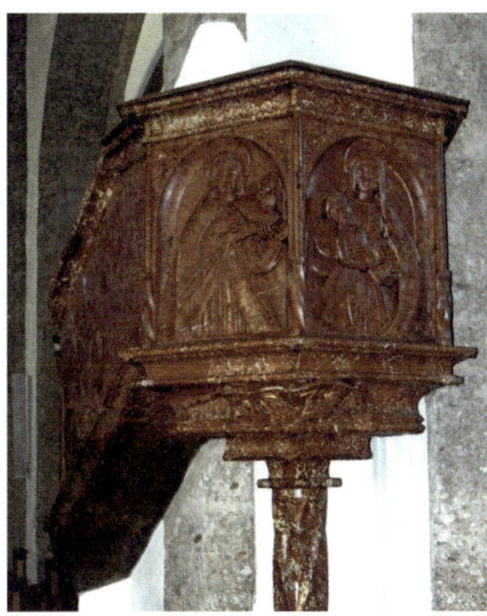

Kanzel

sich. In mittelalterlichen Gotteshäusern sind das jene Bereiche, wo der Zelebrant predigt oder am Altar steht und hier einen »Energieschub« erhält. Seit dem Zweiten Vatikanischen Konzil dürfen Prediger aber nicht mehr auf die Kanzel, dagegen wurde der Volksaltar oft im kraftnehmenden Bereich des ehemaligen Kommuniongitters positioniert. Die überzeugende Energie des Priesters, seine Emotion, leidet darunter, vor allem wenn er an mehreren Pfarren heilige Messen lesen muss. Im Gespräch mit Betroffenen und dann erfolgter Mutung erwies sich eine kleine Umstellung des neu positionierten Volksaltars als hilfreich. Der Zelebrant stellte fest, jetzt »standsicherer« zu sein.

In der profanen Umgebung sind Beobachtungen verschiedener Radiästheten, welche in Stallungen gemacht werden, aufschlussreich und bestätigen ähnliche, geomantisch begründbare Situationen wie in Kirchen. Im ländlichen Raum hatte ich oftmals die Aufgabe, in Stallungen zu muten, da es wiederholt erkrankte Tiere gab oder weibliche Tiere nicht trächtig wurden. Im Stall stehen nicht überall große Flächen zur Verfügung und somit gibt es dort nach wie vor die Anbindehaltung. An gewissen Ständen der Tiere traten immer wieder Entzündungen oder auch Unruhezustände auf. War das Vieh nicht im Stall, um bei den Mutungen durch das Verhalten bzw. die ersichtlichen Krankheiten nicht voreingenommen zu sein, konnte der problematische Stand aufgezeigt werden. Die Umstellung der Kuh oder des Pferdes brachte die Abnahme mancher dieser Beschwerden. Es gibt Boxen, in denen die Pferde sich ständig an die Wand drücken und in der Nacht unruhig sind. Hier ist mit Sicherheit eine ungünstige »Strahlungssituation« mutbar, eine Übersiedlung in eine andere Box bringt sichtbare Änderungen dieses Zustandes. Bei einem befreundeten, sehr skeptischen Kritiker der radiästhetischen Arbeit wurde aus dieser Erfahrung der behauptete »Unsinn« zu wertvoller Hilfe. In den modernen Laufställen lässt sich herrlich beobachten, wo sich die Tiere hauptsächlich aufhalten und wo sie ihre Exkremente absetzen. Beim Vieh kann es nach der Standortänderung wohl kaum zu einem Placeboeffekt kommen, eine vorteilhafte Änderung der Ausgangsproblematik ist für den Beobachtenden feststellbar. Nach der Umstellung zeigten die Tiere in ihren Reaktionen keine Ausweichsymptomatik oder Unruhe mehr. Die Mutungen haben ergeben, dass bei solchem Sachverhalt stets fließendes Wasser im Untergrund vorhanden ist und auf die Stallbewohner einwirkt.

WOHIN SOLL ICH MICH WENDEN?

Nach diesen Gedankengängen zu Standort, belasteten Plätzen und den Folgen für die Lebewesen möchte ich einige Empfehlungen zur bewussten, gezielten Benützung von auf- und abladenden Plätzen aussprechen. Der Schlaf- und der Arbeitsplatz sollten, wie inzwischen hoffentlich deutlich geworden ist, unbedingt an einem *neutralen* Standort sein. Zur Nutzung solcher besonderer Stellen in Ihrem Haus oder Garten will ich Sie sensibilisieren. Diese Standorte könnten auch als energieaufbauend oder schwächend und spannungsabbauend bezeichnet und daher je nach subjektivem Befinden entsprechend (kurzfristig und dem eigenen Empfinden folgend) benützt werden. An dieser Stelle darf ich Sie auf eine einfache Methode hinweisen, wie Sie mit der Empfindung Ihres Körpers subjektive Aussagen machen können: den *Platztest*. Horchen Sie dabei in sich hinein, wie ihr Vegetativum reagiert. Der Körper vermag uns vieles zu zeigen – wir müssen dies nur zulassen. Dabei haben wir durch unsere Reizüberflutung, wie schon erwähnt, ein beträchtliches Problem.

Den Test können Sie folgendermaßen durchführen: Bestehen für Sie Zweifel über die Qualität eines Bereiches in Ihrer Wohnung und haben Sie noch keine radiästhetische Information darüber, so versuchen Sie quadratmeterweise, sich mit einem hölzernen Stuhl zu positionieren. Beachten Sie dabei Ihr Empfinden, dokumentieren dies und »wandern« weiter. Sie werden feststellen, an jener Stelle fühle ich mich »frei« – aber an einer anderen besteht kein angenehmes Gefühl. Sie können sicher sein, Ihr Körper lügt Sie nicht an, wenn

Sie gute und ungünstige Plätze (Standorte) zu finden versuchen. Wiederum kann der kinesiologische Muskeltest zusätzlich eine Hilfe zur Bestätigung für Ihre Platzempfindung sein. Dieser Platztest ist hilfreich, die Reaktionsabstandmessung, welche ich in diesem Kapitel später noch beschreibe, stellt für geübte Radiästheten einen sicheren »Test« zum Aufzeigen »auf- und abladbarer Standorte« dar.

Die nächste Überlegung, die Sie anstellen sollten, lautet: Welchen Vorteil (dies wollen wir ja erreichen) kann ich durch die verschiedenen Qualitäten des Standortes für mich schaffen? Bin ich aufgewühlt und möchte Ruhe finden oder ist mein Zustand kraftlos, bin ich ausgelaugt? Sollte Ersteres zutreffen, lohnt es sich, für kurze Zeit eine abladende Zone zu nützen (und dabei vielleicht eine Zeitung zu lesen oder nichts zu tun). Bei emotionaler und/oder körperlicher Energielosigkeit hingegen wird die aufladende Zone günstig wirken. Zur Erinnerung: Der Schlafplatz sollte an einem neutralen Standort sein. Möglicherweise haben Sie so einen Platztest schon unbewusst durchgeführt, ohne an geomantische Standortbesonderheiten gedacht zu haben. Vielleicht kennen Sie Bereiche in einem Café oder Gasthaus, hier oftmals der Bereich des Stammtisches, wo ein Wohlfühlsignal im Körper wirksam wird oder angeregte Diskussionen und Gespräche entstehen. Es mag auch sein, dass ein Platz in einem Saal für Sie unangenehme Gefühle oder aber ein Wohlbefinden erzeugt.

Ein faszinierendes Beispiel, wie solche Kräfte genützt wurden, sind Kreuzgänge in Klöstern. Dort wird durch das kontemplative Gehen im Geviert folgende geomantische Information an den Körper genützt. In relativ kurzem Abstand lässt sich parallel eine aufladende und eine abladende Zone muten mit der entsprechenden Wirkung an das Vegetativum. Gehen die Personen weiter um die Ecke des Kreuzganges, sind hier die Energiesignale an den Körper umgekehrt. Diese Informationen, so ist das wohl von den Baumeistern geplant, stärken und schwächen unser Steuernervensystem. Dies kann beträchtliche emotionale »Schaukelbewegungen« auslösen und die Betroffenen geistig anregen oder »herunterholen«. Bei manchen Kreuzgängen gibt es dazu gegenüberliegende Sitzgelegenheiten, welche ebenso dieses Informationsmuster aufzeigen. Solch eine von der Natur gegebene und von den Architekten geplante energetische Situation bewirkt einen wertvollen Ausgleich der »Diskutantenenergie«. In vielen Klöstern wurde von deren Baumeistern die »Wissenschaft« Radiästhesie angewandt und nicht als Magie oder Zauberei angesehen.

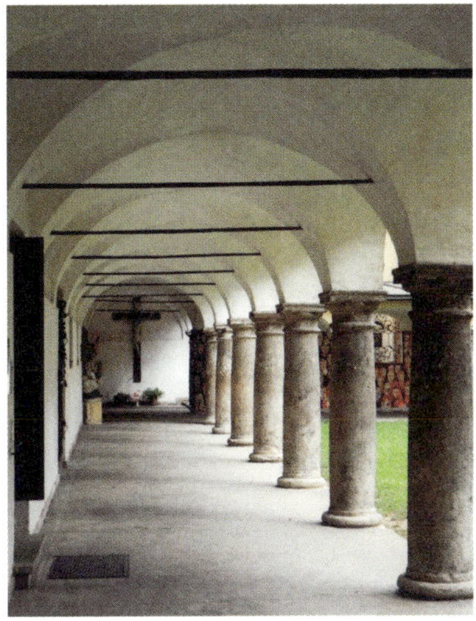

Kreuzgang

DER STANDORT UND SEINE QUALITÄTEN

Bei meinen Recherchen nach Möglichkeiten, radiästhetisch festgestellte Bereiche physikalisch direkt messbar dokumentieren zu können, fand ich kein brauchbares Ergebnis. Als Arzt ist mir die Beweisführung aber enorm wichtig, um nicht als Scharlatan zu erscheinen. Selbstverständlich bieten sich komplizierte indirekte Methoden an, wie Veränderungen der Bodenleitfähigkeit, UKW-Feldmessungen bzw. die Feststellung der Ionisationsänderung in jenen Bereichen oder quantitative Aussagen zu Änderungen des Hautwiderstandes, aber solche Messungen und Dokumentationen durchzuführen schieden aus zeitlichen und finanziellen Gründen aus. Von der Möglichkeit des biologischen Nachweises las ich in den Arbeiten von Ernst Hartmann (siehe Hartmanngitter), der bemerkenswerte Wachstumsunterschiede bei Pflanzen auf neutraler und geopathischer Zone festgestellt und dokumentiert hat. Hartmanns Versuche mit Pflanzkästen an geopathischen Kreuzungspunkten – also krankmachenden

Bereichen durch aus der Erde kommende Information/Energie – zeigten, dass an solchen Stellen, wo Menschen ernsthaft erkrankt waren (u. a. Karzinome), auch der Pflanzenwuchs gestört war.

Dieser statistische und experimentelle Hinweis auf die Erkrankungsmöglichkeit von Menschen an derartigen Bereichen hat mich in meiner Wahrnehmung sehr beeinflusst, ebenso auch zunehmend gewisse Krankheitsbeobachtungen, welche ich im Rahmen meiner Arbeit erlebte. Mir waren in der ärztlichen Praxis immer wieder bestimmte Ungereimtheiten aufgefallen – ich möchte dies als »Erkrankungsbesonderheiten« bezeichnen. Zu der Zeit, als ich als praktischer Arzt meine Tätigkeiten begonnen hatte, gab es wegen der eingeschränkten Mobilität in ländlicher Gegend noch häufig Hausbesuche bei den Patienten. Bei manchen Kindern bzw. einzelnen Familien stellte ich eine vermehrte Frequenz von Infekten, Bettnässen, aber auch von schulischen Schwierigkeiten fest. Von den Erkrankungen bzw. Infektanfälligkeiten waren durchwegs dieselben Kinder einer Familie betroffen. Bei anderen Geschwistern waren deutlich weniger bis selten solche krankhaften »Zustände« vorhanden.

Hier müssen wir die Wirkung und Nebenwirkung eines »Signalgebers« ins Kalkül ziehen, denn immer wieder zeigen Gespräche Vorkommnisse oder Beobachtungen auf, die zu denken geben. Von manchen Kindern wird im Heimathaus von häufigen nächtlichen Unruhezuständen berichtet, verbunden mit Angstträumen. Diese könnten ja auch aus der nächtlichen Gedankenverarbeitung im Schlaf wachsender oder pubertierender Jugendlicher resultieren. Auffallend dazu ist allerdings die Bemerkung, dass bei Besuchen im Haus der Großeltern solche Geschehnisse nicht vorkommen, ebenso nicht bei Übernachtungen an anderen Orten. Ein anderes Beispiel ist ein Geschäftsmann, der schildert, dass er daheim häufig das Gefühl hat, sich nicht erholen zu können – bei Geschäftsreisen jedoch, trotz emotionaler Beanspruchung, häufig bei Übernachtungen ein herrliches Erholungsempfinden gegeben sei. Bei der durchgeführten

Mutung der häuslichen Situation finden sich dann Hinweise auf eine mögliche (vorhandene) geopathogene Ursache.

DER WERT DES STANDORTS

Des einen Leid, des anderen Freud' – so verhält es sich auch bei Pflanzen und Tieren bezüglich ihrer »Aufenthaltsplätze«. Bei manchen Pflanzen sind bestimmte Bereiche für ihr Gedeihen besonders geeignet, andere leiden dort in ihrem Wachstum. Ebenso ist dies auch bei Säugetieren und Insekten und wir sprechen von »Strahlensuchern« und »Strahlenflüchtern«. Alle Lebewesen sind als Teil der Natur verschiedensten Strahlen bzw. Energien ausgesetzt und benötigen diese auch in entsprechendem Maße. Licht, Wärme, kosmische und elektromagnetische Strahlung beeinflussen unser Leben und Gedeihen. Hinzu kommen die Stärke und Richtung des Erdmagnetfeldes. Diese Energieform ist feststellbar, physikalisch exakt definiert und lässt sich mit einem Geomagnetometer messen. In unseren Regionen ist das Magnetfeld in der Vertikale in einer Stärke von 45 000 Nanotesla messbar. Aus biologischer Forschung wissen wir, dass viele Lebewesen im magnetischen Gleichfeld am besten gedeihen. Ebenso erfahren wir aus der Forschung, dass einige Tiere einen Magnetsinn besitzen. Gesichert ist dies u. a. bei Haustauben, Meeresschildkröten und Bienen. Es existieren magnetotaktische Einzeller, welche sich nach den Feldlinien des Erdmagnetfeldes bewegen. Menschen haben dazu kein direktes Sensorium/Organ. Wir bevorzugen unbewusst oder gezielt das magnetische Gleichfeld bzw. Aufenthaltsbereiche, an denen bei physikalischen Messungen keine wesentlichen Abweichungen gegeben sind. Solche Störungen, »Sekundäreffekte« genannt, treten im Bereich radiästhetischer Strukturen in verschiedener Intensität auf. Hier meine ich wiederum Bereiche/Kreuzungen vom Globalgitter oder »Wasserstrahlen«. Tatsache ist, dass durch unsere Reizüberflutung diese Naturgabe der Fühligkeit deutlich vermindert ist. Sensible Personen empfinden manche solcher Bereiche als belastend und reagieren mit körperlichem Missempfinden, können aber die Ursache nicht deuten. Möglicherweise werden Sie nach der Lektüre dieses Buches die Situation anders betrachten. Die Erfahrung und in diesem Zusammenhang genaue Dokumentation zeigen uns, statistisch gemittelt, dass an Bereichen, wo »Erdstrahlenbelastungen« wirken, vermehrt körperlich-vegetative Missempfindungen vorhanden sind oder Krankheitsfälle auftreten.

Daher ist es empfehlenswert, beim Bauen eines Hauses oder Einrichten der Wohnung einen Rutengeher zur Mutung beizuziehen, um die optimale Positionierung von Räumlichkeiten aufzuzeigen. Kleinere Verschiebungen am geplanten Grundriss des Hauses, aber auch das Versetzen von Zwischenwänden vermögen die Wohn- und damit auch die Lebensqualität bedeutend zu beeinflussen, insbesondere wenn die Erholungsbereiche der Bewohner dadurch günstig positioniert werden. Die Schaffung eines »strahlungsfreien« Platzes zum Arbeiten und Schlafen ist ein gut investiertes Kapital für die Gesundheit und das Wohlbefinden. Die naturgegebene Belastung, die geopathogene Information wird im Erdgeschoß ebenso »gespürt« wie in einem höher gelegenen Stockwerk. Im Sinne von Gesundheitsvorsorge brauchen wir jedoch diese »Fehlsignale« nirgendwo an Stellen, an welchen wir uns lange aufhalten. Der Wohnbereich sollte auf alle Fälle zu einem Kraftort werden, wo Seele und Umwelt miteinander im Einklang stehen. Gewissenhafte Mutungen und damit verbundene zeichnerische Dokumentationen sind hier wertvoll und für Vorsorge oder Heilhilfe von beträchtlicher Wichtigkeit. Es macht durchaus Sinn, »störungsfreie« Bereiche zu nutzen – insbesondere bei Anzeichen von gegebener Belastung und daraus folgenden Beschwerden.

Es wäre vermessen und wohl auch nicht seriös, von vornherein jegliches Beschwerdebild allein auf geopathogene Belastungen zurückzuführen. Dass deren Wirkungskräfte sich deutlich bemerkbar machen können, illustriert folgendes Beispiel, welches mir aus meiner Anfangszeit der radiästhetischen Arbeit besonders in Erinnerung geblieben ist. In einer Pension wurden saisonal Zimmer vermietet, doch außerhalb dieser Zeit durfte ein Bub der Familie ein optisch sehr schönes, neu adaptiertes Zimmer benützen. Ansonsten waren die Kinder in einem gemeinsamen Schlafraum untergebracht. Der Schüler entwickelte sich in diesem Zimmer zu einem Bettnässer, was ihn verständlicherweise sehr belastete. Das wurde seiner beginnenden Pubertät zugedacht, ebenso seine emotionalen Ausbrüche am Morgen. Bei meiner Mutung war eindeutig ein möglicher Auslöser für diese Veränderungen bei dem Jungen auszumachen. Meine Empfehlung, den Schlafplatz bzw. Raum zu wechseln, wurde befolgt und rasch verzogen sich die »Beschwerden«. Interessant fand ich die Auskunft der Pensionsbesitzerin, dass es manchmal Urlauber gebe, welche sich in diesem schönen Zimmer mit herrlicher Aussicht nicht wohlfühlen und ein anderes Zimmer begehren würden. Offensichtlich haben jene Gäste die Signale der Natur an den Körper richtig gedeutet und instinktiv gehandelt.

Ich überlasse es Ihnen, die Fallgeschichte zu beurteilen, und möchte Sie nochmals darauf hinweisen, auf Empfindungen des Körpers zu horchen. Der Archäus, unser innerer Arzt, belügt uns nicht und zeigt uns Ungleichgewichte mit unserem Steuernervensystem im Körper an.

Als Mediziner stand berufsbedingt stets der Gedanke im Vordergrund, helfend und besonders auch vorsorgend zu handeln. Aus meiner tiefen inneren Überzeugung, dass der Mensch und nicht der Befund (allein) behandelt gehört und gewiss unsere Umwelt, unsere Exposition, einen nicht unwesentlichen Einfluss auf unser Wohlbefinden hat, war der Faktor Radiästhesie/Geomantie als »Mittel zur Vorsorge und Heilhilfe« von Bedeutung. Wenn ich durch die bloße Verlagerung eines Schlaf- oder Arbeitsbereiches möglicherweise zusätzliche Hilfe bringen und das menschliche Wohlbefinden verbessern kann, so ist dies erstrebenswert. Gerät der Organismus durch eine »Belastung« aus der Natur bzw. der Umwelt in Disharmonie und können die Zellen oder bestimmte Körperbereiche nicht im Einklang mit der Natur arbeiten, baut sich unter Umständen ein Problem auf. Die anhaltenden zarten Reize können an die Mitochondrien, die Kraftzentralen der Zellen, oder an die Ionenkanäle der Zellwände bestimmte Reize in Form einer Fehlsteuerung übermitteln. Ein entstehendes Ungleichgewicht vermag dann Ursache einer Entgleisung von Zellfunktionen zu werden, weil das Regulationsgeschehen nachhaltig gestört wird. Als Folge könnte ein Krankheitsgeschehen auftreten. Hier wird der Gedanke, Radiästhesie als sinnvolle Hilfe zu »Vorsorgemedizin« zu sehen, aktuell.

In diesem Zusammenhang will ich Mechanismen erklären, wo durch ein anhaltendes Signal an den Organismus eine nachteilige Wirkung erzeugt werden kann – in unserer Situation an einem nachteiligen Standort.

KRANKHEIT DURCH GEOPATHOGENEN STRESS AM STANDORT

Stress ist als dosisabhängiger Reiz an das Regulationsgeschehen des lebenden Organismus zu verstehen, wie auch alle weiteren »Fehldosierungen« von Elementen unserer Exposition. Somit stellt Stress einen zentralen Faktor unserer Ausgesetztheit dar, der uns krank machen kann. Dieses auf den Körper wirkende Signal, die fehldosierte Information (Stress an Körperzellen, Organe) oder auch psychischer Stress (seelische, psychosoziale Belastungen) bewirken dann über die ebenfalls dabei entstandenen, fehldosierten Botenstoffe nachteilige Reaktionen in unserem Immunsystem. Die Wege zur Krankheit hierbei sind vielfältig. Sicherlich spielt die jeweilige genetische Disposition des Betroffenen eine Rolle, ebenso wie die individuelle Grundkonstitution. Darüber hinaus sind zahlreiche Faktoren wie Umwelt, Ernährung, technisch-elektromagnetische Felder sowie Einflüsse auf unsere Psyche daran beteiligt.

Eine vermehrte und damit belastende Information an den Körper durch verschiedenste Einwirkungen von Signalen wirkt sich nachteilig auf den Organismus aus. Diese fatale Summation von »Expositionsreizen« zu vermindern oder noch besser zu vermeiden soll unser Weg der Vorsorge sein. Dabei ist es hilfreich, auch *geobiologische Ratschläge* in unser eigenes »Gesundheitsprogramm« einzubauen.

Somit können wir Stress (Druck, Anspannung) über bestimmte Reize (Stressoren), die von innen oder außen an unser Steuerungsnervensystem gelangen, definieren. Auch emotionale Belastungen fallen darunter, welche diese Reaktionen des Organismus oder der Psyche auslösen – dies dient zu unserem Vorteil und Schutz, in der negativen Variante freilich auch zu unserem Schaden. Somit ist Stress im Allgemeinen und radiästhetisch gesehen speziell ein zentraler Faktor unserer Ausgesetztheit (Exposition), der uns krank machen kann. Körperlicher und/oder psychischer Stress bewirkt, über unsere Botenstoffe gesteuert, eine Reaktion im gesamten Organismus. Prof. Christian Schubert von der Universität Innsbruck beschreibt in seinem Buch »Was uns krank macht – was uns heilt« dieses Geschehen als »psychobiologisches Konstrukt«. Das Forschungsgebiet der Psychoneuroimmunologie ist aus wissenschaftlicher Sicht ein wichtiger Schlüssel zur Erklärung der Wirksamkeit eines Placebogeschehens. Dadurch sind unerklärliche positive Körperreaktionen auf ein »Medikament« ohne Wirkstoff bis hin zu möglichen Spontanheilungen erklärbar. Zuwendung mit guten Gedanken und Empfehlungen vermögen intensive Wirkkraft zu generieren.

Auch ein anhaltender Reiz, verursacht durch Erd- oder Wasserstrahlen, ist als Stressor anzusehen, der alleinig oder gemeinsam mit anderen Stressoren ein gesundheitliches Problem schaffen kann. Sobald der körpereigene »Schutzpanzer« überfordert ist und damit überrannt wird, kann eine Krankheit entstehen, kann zelluläres Geschehen entgleisen und sich eine zelluläre Entartung manifestieren. Primär durch die Botenstoffe unseres Körpers entsteht ein

Abwehrwall in Form von Entzündungen. Um dieses Entzündungsgeschehen zu beeinflussen, wird Cortisol ausgeschüttet. Die anhaltende Freisetzung und »Dosissteigerung« des Stresshormons führen dazu, dass sich der Organismus in ständig erhöhter »Kampfbereitschaft« befindet, was weitere Schwierigkeiten für das Immungeschehen nach sich zieht. Ein ständig hoher Spiegel an Stresshormonen beginnt schlussendlich das körpereigene Abwehrsystem zu unterdrücken. Daraus lässt sich erahnen, welches Stresspotenzial geopathogene Zonen im Körper, der ihnen über lange Zeit bei der Arbeit oder im Schlaf ausgesetzt ist, aufbauen können. Im Hinblick auf Vorsorge und bei der Rehabilitation ist es daher nur zweckdienlich und hilfreich, Plätzen mit für uns negativen Signalen konsequent auszuweichen.

Geopathogener Stress, verursacht durch Erd- und Wasserstrahlen sowie Verwerfungen, ist aus meiner Sicht ein Reiz von höchster gesundheitsrelevanter Bedeutung, sowohl im positiven (kurzfristig anregenden) Sinne als auch als anhaltender negativer Stress im Allgemeinen. Für den Körper sind die kleinsten Reize und die dabei entstehenden Botenstoffe ein wirksames Signal zu seinem Regulationsgeschehen und sozusagen eine permanente Information zu den verschiedensten Abläufen in jeder Zelle. Durch falsche Dosierung treten, wie in der folgenden Beschreibung des Anpassungssyndroms zu sehen ist, Störungen in unserem lebenserhaltenden Immunsystem auf.

DAS ANPASSUNGSSYNDROM NACH SELYE

Das »Allgemeine Anpassungssyndrom« durch Stresssignale an den Organismus und damit zusammenhängend die Wahrscheinlichkeit zu erkranken wurde vom Physiologen Hans Selye, dem Vater der Stressforschung (»Selye-Syndrom«), wissenschaftlich erforscht. Ganz kurz will ich diesen Ablauf erklären. Wenn ein Organismus längere Zeit anhaltenden Stressoren ausgesetzt ist, zeigt er eine

Reaktion: Erst vermehrt sich kurzzeitig die Widerstandskraft, langfristig kommt es jedoch zu körperlichen (zellulären) Entgleisungen. Jene Entwicklungsstadien werden folgendermaßen definiert: Alarmreaktion – Widerstandsstadium – Erschöpfungsstadium. Ab wann Stress zu einer Belastung wird, ist sicher ein sehr individuelles Geschehen und wir schätzen Stress auch unterschiedlich ein. Was für jemanden eine Freude und ein Vergnügen darstellt, vermag einen anderen beträchtlich zu belasten. Von großer Wichtigkeit ist es, den Körper in seiner individuellen und naturgegebenen Regulations- und damit in seiner Regenerationsfähigkeit zu unterstützen und nachteilige Informationen abzuwehren bzw. zu minimieren. Ein idealer Ablauf im Stoffwechsel jeder einzelnen Zelle, ein optimal gesteuerter Funktionsablauf durch die Botenstoffe (Hormone) ist und bleibt ein Trumpf im Sinne unseres Wohlbefindens.

Die Hauptaufgabe unserer Gesundheitsvorsorge besteht darin, den Körper möglichst vor (allen) vermeidbaren Fehlinformationen – welche als Negativsignal anzusehen sind – zu schützen und so seine Selbstheilungskräfte zu unterstützen. Im Rahmen des körpereigenen Regulationsgeschehens laufen im Organismus durch die gegenseitige Beeinflussung der Botenstoffsignale noch viele weitere Prozesse kaskadenartig ab. Ist das nicht bzw. nur eingeschränkt möglich, stellen sich Schwierigkeiten ein mit den organbezogenen Folgen des anhaltenden Stresses.

Eine anhaltende Stressinformation, hier die geopathogene Belastung, steuert u. a. die Botenstoffe der Nebenniere und hier laufen wieder weitere Signale an die Lymphozyten, jene Elitetruppen der Abwehr. Die ständige Erhöhung dieser Stresshormone (Katecholamine) bewirkt eine Unterdrückung der Abwehrkompetenz von B- und T-Lymphozyten. Langzeitige Information durch einen »schlechten« Schlafplatz bringt fatalerweise eine schlechte Abwehr. Zu diesem Thema wäre eine randomisierte Studie mit messbaren Beweisen eine hoch spannende Angelegenheit. Vorerst aber müssen wir mit

Dokumentationen Argumente liefern, mit der Erfahrung, dass eine Milieuänderung, ein veränderter Schlafplatz etwa, eine Besserung der Abwehrlage oder des psychovegetativen Zustandes bringt. Somit lautet die Empfehlung des medizinisch denkenden Geomanten, bei nachweislicher Beeinträchtigung den Standort zu wechseln.

WERT DER BEOBACHTUNG UND GENAUER DOKUMENTATION

Wirkung und Nebenwirkung geopathogener Belastungen sind mir aus meiner ärztlich-radiästhetischen Arbeit immer wieder aufgefallen. Sie stellen medizinische Tatsachen aus erlebter Praxis und eben keine Fantasieprodukte dar. Schüler und pubertierende Jugendliche zeigen oftmals vermehrt vegetative und psychische Ungereimtheiten. In meiner homöopathischen Anamnese habe ich häufig aus dem Beschwerdebild den Verdacht auf eine geopathogene Belastung erarbeitet und konnte hier durch die Empfehlung einer Schlafplatzänderung wirksame Hilfe bringen. Gerade bei ständig müden oder unruhigen, oft aggressiven Kindern lag die tiefe Ursache dafür an einem belasteten Platz – daheim *und* in der Schule. Die Arbeiten von Käthe Bachler sind diesbezüglich wohl die beste Dokumentation. Zu diesem Thema hatte sie einen Forschungsauftrag des Pädagogischen Institutes Salzburg, und in vielen dokumentierten Fällen – 3000 Wohnungsuntersuchungen bei Schülern und Studierenden – konnte ein Zusammenhang durch den Störzoneneinfluss nachgewiesen werden. Wo die Möglichkeit bestand, wurden auf Bachlers Empfehlung hin nach dem Prinzip einer »rotierenden Klasse« die Schülerinnen und Schüler regelmäßig versetzt. Die folgenden Beobachtungen des Lehrpersonals bzw. der Eltern gaben Bachler schließlich recht. Um dauerhaft Abhilfe zu schaffen, war es allerdings auch erforderlich, den Schlaf- und Arbeitsplatz der Kinder zu Hause zu wechseln.

☞ *Wirkung und Nebenwirkung:*

Hier gebe ich Ihnen nochmals einen Blick auf die Palette von möglichen Einflüssen auf unser Wohlbefinden - sozusagen eine Erinnerungsaufforderung nachzudenken, wie unser Organismus beeinflusst wird. Mit steigendem Alter nehmen Verpflichtungen und Lebensaufgaben ebenso zu. Dabei wird leider durch den Leistungsdruck auf Signale des Körpers nicht geachtet und dem »inneren Arzt« häufig keine Chance gegeben. Für unser Wohlbefinden, körperlich wie emotional, ist ein ungestörter Ablauf der Körperfunktionen von höchster Bedeutung. Der Weg zur Erkrankung hängt von vielen Faktoren unserer Lebensweise ab und wir haben die Möglichkeit, in diesem Sinne zu agieren. Ernährung, Bewegungsmangel, psychosozialer Stress, aber auch der Mangel an Erholungszeiten, wo dem Körper tatsächlich Ruhe gegönnt wird, sind einige Faktoren. Der anhaltende negative Stress führt zu komplexen Störungen. Wenn noch ein gestörter Schlafplatz hinzukommt und das Vegetativum weiter irritierende Signale erhält, wächst die Gefahr einer zellulären und emotionalen Erschöpfung. Gesundheitsvorsorge besteht insbesondere darin, den Körper vor (allen) vermeidbaren Fehlinformationen zu schützen und dadurch seine Selbstheilungskräfte zu unterstützen. Diese Fehlbelastungen des Organismus, wo immer sie ihren Ursprung haben, bedeuten in falscher »Dosierung« nachteilige Exposition, negativen Stress. Daher müssen wir intensiv darauf achten und solches Geschehen sehr ernst nehmen.

VERSTECKTE RATSCHLÄGE

Gab es bei kindlichen Erkrankungen auffällige Probleme, empfahl ich den Eltern öfter, ohne mich auf die Radiästhesie zu berufen, den Schlafplatz ihrer lieben Kleinen zu wechseln. In der Regel hatte ich damit Erfolg, weil sich der gesundheitliche bzw. vegetative Zustand der Betroffenen daraufhin änderte. Ganz selten musste ich freilich Gegenteiliges zur Kenntnis nehmen. In solchen Fällen wurde zur Abklärung des Geschehens gemutet und mit den betroffenen Personen nochmals abgeklärt.

Häufig erhielt ich Mitteilungen, dass einfach durch das Umstellen des Bettes eine Verbesserung des Schlafs eintrat, Kinder jetzt am geänderten Schlafplatz durchschlafen und nicht mehr aus dem Bett flüchten würden. Besonderen Eindruck machte mir auch der wiederkehrende Hinweis von Erwachsenen, dass bei nunmehr kürzerer Schlafzeit ein besseres Erholungsgefühl gegeben sei als zuvor. Diese Auskünfte habe ich allerdings erst für seriös erachtet, wenn sie von den Betroffenen nach zwei bis drei Monaten mitgeteilt wurden, anhaltend waren und so aus meiner Sicht ein mögliches Placebogeschehen aufgrund von Wunschdenken ausgeschlossen werden konnte.

Interessant war die Beobachtung, dass Kinder relativ rasch reagierten, Erwachsene dagegen oft mehrere Wochen brauchten, um die erwünschte oder erhoffte Wirkung zu erfahren. In der Regel verstrichen bei erwachsenen Personen, welche vorher unter deutlichen vegetativen oder körperlichen Beschwerden gelitten hatten, jeweils etwa sechs bis acht Wochen, bis »Erfolg« eintrat. Für dieses Zeitfenster habe ich keine Erklärung, aber Käthe Bachler und Emil Worsch bestätigten mir diese Beobachtung gleichfalls. Daher auch meine angegebene Zeitspanne, nach welcher ich die Rückmeldungen zu berichteten Veränderungen akzeptieren konnte.

PRÜFUNG DER STANDORTQUALITÄT – DIE REAKTIONSABSTANDSMESSUNG

Auf die Reaktionsabstandsmessung haben mich gleichfalls Käthe Bachler und dann ausführlich Emil Worsch aufmerksam gemacht. Im Folgenden beschreibe ich diese Methode nach der Erklärung, wie sie in Worschs Buch »Erdstrahlen und deren Einfluss auf die Gesundheit des Menschen« zu finden ist. Sollten Sie radiästhetisch arbeiten, kann über die Feststellung der Reaktionsabstandsänderung an einer Person eine gute Standortaussage im positiven oder negativen Sinn erfolgen. Manfred Curry beschreibt 1952 diese einfache »Prüfmethode« und nennt diese Reaktionsabstandsmessung. Er nimmt an, dass ein »energetisches Strahlenfeld« den Körper umgibt und verschiedene »Intensitäten«, abhängig von jeder einzelnen Person, vorhanden sind. Auch hier ist reichlich Übung erforderlich! Die Reaktionsabstandsmessung wurde mir eine wertvolle Hilfe, um aussagekräftige Bestätigung bei therapeutischen oder diagnostischen Empfehlungen erhalten zu können.

Bei der Reaktionsabstandsmessung wird die zu prüfende Person einige Minuten lang an einem neutralen Platz positioniert, dann wird der Reaktionsabstand gemessen. Anschließend erfolgt die Verlagerung des Probanden auf den nachteilig gemuteten Platz. Hier sollte die Person wiederum einige Minuten verweilen und neuerlich wird der Reaktionsabstand gemessen. Anhand der Veränderung oder aufgrund des Ausbleibens einer gemuteten Reaktionsabstandsausgangslage kann die erfolgte Mutung bestätigt und ein entsprechender Vorschlag zur eventuell nötigen Standortänderung gegeben werden.

Wenn sich die Person auf einem störungsfreien (»neutralen«) Platz befindet und der Mutende sich mit der Rute vom Körper dieses Probanden in der Höhe des Solarplexus (= Sonnengeflecht; ein Nervengeflecht unserer »Steuernerven« im oberen Bauchraum, wo verschiedenste Signale zu Organsteuerungen verknüpft und weitergeleitet werden) entfernt, zeigt sich in einem bestimmten Abstand ein Rutenausschlag. Bei geopathogenen Zonen, sogenannten Störzonen, kommt es zu einer Verkürzung oder Verlängerung dieses Reaktionsabstandes. Somit ist es möglich, daraus auf Einflüsse biophysikalisch-geopathogener Art rückzuschließen. Curry bezeichnet jene Veränderungen als *aufladend* oder *abladend*. Meiner Erfahrung nach beträgt der »Grundabstand« 50–60 cm (auch Worsch kommt zu diesem Ergebnis) und die mutbare Ab- oder Zunahme in der Höhe des Solarplexus gibt dann den entsprechenden Hinweis auf die bestehende geopathogene Information. Aus dieser Situation des Ergebnisses der Reaktionsabstandsmessung lassen sich gezielt entsprechende Standorte aufzeigen.

Für mich als Mediziner ist die Messung der Zu- oder Abnahme des Reaktionsabstandes insofern wichtig, als bei geopathischer Belastung der Reaktionsabstand zunimmt – mäßig bis beträchtlich – und somit eine brauchbare Aussage über die mögliche Schädigung (Fehlinformation) der »belasteten« Person durch die Intensität der geopathogenen Stelle angezeigt wird. Der Betroffene muss noch keinerlei Symptome einer Störung aufweisen, aber im Rahmen der Vorsorge ist diese Reaktion jedoch ein deutlicher Hinweis darauf, einen »belasteten« Bereich zu verlassen bzw. den Standort zu ändern, um negative Einflüsse auf die Gesundheit und das Wohlbefinden zu vermeiden. An neutralen, also nicht »belasteten« Plätzen bleibt der Reaktionsabstand nahezu gleich. Es kann angenommen werden, dass keine schädigende (= geopathogene) Information auf den Körper wirkt.

☞ *Wirkung und Nebenwirkung:*

Mit der Reaktionsabstandmessung lassen sich viele unklare Situationen abklären. Hinsichtlich medizinischer Fragestellungen würde ich diese Methodik lieber in den Händen von Ärzten oder Heilpraktikern sehen. Hier meine ich, gehört zusätzlich ein physiologisch-medizinisches Wissen als Grundausbildung dazu. Nach Auffassung Manfred Currys hängt sogar die Zu- oder Abneigung von Menschen mit deren Reaktionsabstand zusammen. Dies lasse ich als Arzt im Bereich der Spekulation und befasse mich bei solchen Zusammenhängen eher mit nachweisbaren, den normalen Lebensvorgängen entsprechenden Vorgängen. Dabei denke ich als Mediziner an die hormonell gesteuerten und durch diese entstehenden Duftstoffe, die Pheromone – ein Botenstoff zur Informationsübertragung zwischen Individuen innerhalb einer Art – als Auslöser von Zuneigung oder Gleichgültigkeit für uns Menschen. Dies füge ich aus Überzeugung ein, zumal ich in meiner ärztlichen Beratung durch den Ratschlag, die Pille bei Beziehungsschwierigkeiten abzusetzen, immer wieder Erfolg damit hatte. Die Partner konnten einander tatsächlich wieder riechen und die hormonelle Situation mit ihren Signalen machte das Zusammensein wieder spannend.

Wenn Sie sich tatsächlich intensiv mit Radiästhesie und der Reaktionsabstandmessung befassen wollen, ist wohl eine Ausbildung durch einen erfahrenen Anwender erforderlich. Hier handelt es sich aus meiner Sicht um ein regelrechtes Fachgebiet radiästhetisch-medizinischer Art, welches nicht oberflächlich bearbeitet werden soll. Seriöse Rutenarbeit und die Zusammenhänge mit der Geopathie dürfen keine oberflächliche Spielerei sein.

GENETIK, EPIGENETIK UND DER BELASTETE STANDORT

Gene steuern nicht nur, sondern werden auch gesteuert. Das ist heute gesichertes Wissen und ein überaus spannendes Forschungsgebiet. Unsere Lebensweise, Ernährungsgewohnheiten sowie vielerlei Umwelteinflusse sind Kräfte, welche eine auf das Gen aufgesetzte Information bewirken können. Kleine Moleküle setzen sich an den DNS-Strang an und verhindern so, dass die nachfolgende Gensequenz abgelesen werden kann. Folglich wird ein bestimmtes Gen aus- oder wieder durch bestimmte Informationen (Reize) eingeschaltet. Diese Signale (Informationen) werden weitergegeben, bis sie unter Umständen wieder »gelöscht« werden – im Gegensatz zu einer DNA-Mutation, die bestehen bleibt. Darin liegt auch das Geheimnis unseres evolutionären Geschehens. Physikalisch-chemische Wirkkräfte können Auslöser für Mutationen sein, das bedingt eine dauerhafte Veränderung des Erbguts. Den jeweiligen Standort und die zugrunde gelegten epigenetischen Schaltmöglichkeiten müssen wir aus wissenschaftlicher Sicht und bei der Gesundheitsvorsorge also ernsthaft betrachten.

VERBORGENE CHANCEN UND GEFAHREN

Um ein mögliches geopathologisches Informationsgeschehen an radiästhetisch belasteten Standorten zu veranschaulichen, nehmen wir an, in einer Familie besteht die Neigung zu einer bestimmten Erkrankung. Der Organismus versteht sich darauf, durch seine gute

Regulationskraft diese »Problematik« auszugleichen. Die vorhandene epigenetisch oder genetisch bedingte Steuerung ist gegeben – die Umweltinformationen dazu ebenso. Ein anhaltender kleiner Reiz, die früher beschriebene geopathogene »Belastungsinformation«, bewirkt nun – das ist die Theorie meinerseits als Radiästhet und Mediziner –, dass ein an einer bestimmten Stelle vorhandener Schalter umgelegt werden kann. Die jetzt ein- oder ausgeschaltete Information setzt am entsprechenden Zielpunkt, also einer Zelle oder in einem Organ, eine neue Informationskaskade zu vorhandenen Erbmerkmalen in Gang und die epigenetisch mögliche Entgleisung wird »aktualisiert«. Hier liegt die Erklärung zu möglichen schwerwiegenden Erkrankungen, welche in einer Generation innerhalb einer Familie vorkommen können und dann wieder »verschwinden« – und umgekehrt natürlich. Treten Mutationen, Veränderungen in Körperzellen auf, bleiben diese auf das betroffene Individuum beschränkt (z. B. gewisse Zellen eines Organs vermehren sich, Krebsgeschehen); Mutationen in Eizellen oder Spermien werden jedoch vererbt.

Zu beachten sind jene Informationen an Schaltzentralen in unserem Gehirn, welche über geopathogene Fehlsignale beeinflusst werden. Hier existieren hochsensible Bereiche wie die Hirnanhangdrüse (Hypophyse), deren Botenstoffe mannigfaltige Vorgänge im Körper steuern. Fehlinformationen können eine Kettenreaktion von Störungen erzeugen. Aus Arbeiten in der Physiologie sind Stimmungsschwankungen bei Dosisänderungen von Botenstoffen im Körper bekannt. An Menschen, welche unter depressiven oder aufgewühlten psychischen Zuständen leiden, lässt sich beobachten, dass deren Schlafplätze häufig »belastende« tellurische Informationen aufzeigen. Somit erfährt der Körper eine chronische Stresssituation zusammen mit den bereits angeführten negativen Nebenwirkungen, die sich für den Organismus einstellen können.

☞ *Wirkung und Nebenwirkung:*

Von großer Wichtigkeit ist es, den Körper in seiner individuellen und naturgegebenen Regulations- und damit in seiner Regenerationsfähigkeit zu unterstützen und nachteilige Informationen abzuwehren bzw. zu minimieren. Ein idealer Ablauf im Stoffwechsel jeder einzelnen Zelle, ein optimal gesteuerter Funktionsablauf durch die Botenstoffe (Hormone) ist und bleibt ein Vorteil im Sinne unserer Gesundheit und des Wohlbefindens.

Eine Änderung des »belasteten« Standortes Schlafplatz bringt Erfolg, was den Gesundheitsaspekt anbelangt. Die durch geopathogene Belastung vorhandene Signalsituation wird auf einfache Weise ausgeschaltet und vermag dadurch keine weiteren Irritationssignale an das betroffene Individuum zu senden. Das sind Beobachtungen und dokumentierte »Tatsachen« aus einer Vielzahl von Schlafplatzmutungen verschiedener Radiästheten/Geobiologen. Ein sehr wichtiges, die ganze Erde umfassendes und durchdringendes geophysikalisches Phänomen ist das Magnetfeld unseres Planeten. Nicht unterschätzt werden darf der Zusammenhang zwischen geopathogenen Zonen und dem Erdmagnetfeld. Wenn etwa ein Eisenstück durch ein Magnetfeld bewegt wird, entsteht elektrischer Strom(fluss), welcher, wenn er fließt, wiederum ein elektromagnetisches Feld aufbaut. In unseren Gefäßen strömt Blut mit Hämoglobin, also eisenhaltigen Partikelchen. Der Antrieb ist die Pumpleistung des Herzens und so entstehen Magnetfelder und Ströme geringster Intensität. Solche elektrische Energie ist ableitbar (EKG) und damit messbar. Derartige elektromagnetische Informationen erlauben wesentliche Aussagen über die Funktion des Herzens bzw. der Herzmuskulatur. An aufgezeigten Kreuzungsbereichen ändert sich das magnetische Gleichfeld der Erde. Dadurch kann eine bestimmte Störung in der Zelle, auch in blutbildenden, »eisenhaltigen« Organen, auftreten. Dabei mag wiederum ein lang anhaltender Reiz – durch einen ungünstigen

Standort – einen nachteiligen Input geben. Irritationen im elektrophysiologischen Ablauf des Zellstoffwechsels stören auch den blutbildenden Apparat unseres Organismus. Eine Fehlinformation, die sich gegen das optimal funktionierende Immunsystem richtet, zieht früher oder später, je nach Kondition und Regulationsfähigkeit der betroffenen Zellsysteme, ein Krankheitsgeschehen nach sich.

Evidenzbasierte Medizin beruft sich auf randomisierte Studien als bestes Design, und das ist höchste Qualität. Damit vermag die Radiästhesie keine Trümpfe auszuspielen und es wäre spannend, entsprechende finanzielle Mittel zur Verfügung zu haben, um einige Studien zu den oben beschriebenen Aspekten ausführen zu können. Mit rein naturwissenschaftlichen Methoden können wir noch keine Beweise liefern, aber ich hoffe, dass es einmal gelingen wird, jenes »informierende Agens«, diese »wirkende Kraft«, aufzuzeigen. Eine Vision hatte bereits 1948 der Benediktiner Leo Cunibert Mohlberg, welcher in seinen »Briefen an Tschü« Folgendes formulierte: »Die Radiästhesie als Hilfswissenschaft der Medizin zu bezeichnen rät mir die Klugheit. Möglich oder gar wahrscheinlich, dass einmal die Worte umgekehrt werden, weil die Werte sich verlagerten und die Medizin zur Hilfswissenschaft der Radiästhesie wurde.« Dies ist wohl eine utopische Hoffnung, dennoch spiegelt sich darin deutlich auch aus meiner Sicht die Tatsache wider, dass die Hilfe der Radiästhesie/Geobiologie zum Nutzen der Medizin gegeben ist.

RADIÄSTHESIE ALS »ALTERNATIVE« MEDIZIN

Mit dem Begriff »alternativ heilen« habe ich mich immer schwergetan. Zu »komplementärer Medizin«, also ergänzend in seiner eigentlichen Bedeutung, spüre ich einen innigen ärztlichen und auch helfenden Bezug. Für mich gibt es im Prinzip nämlich nur eine menschliche Medizin: eine, wo der Mensch in seiner körperlich-geistig-seelischen Gesamtheit behandelt wird. Im Prinzip ist das jene Medizin, die uns auf diesen drei angeführten Ebenen gesund erhält bzw. gesund macht. Als Mediziner, der die Wissenschaft ernst nimmt, ist mir ebenso klar, dass für einen Wirknachweis allgemein verbindliche Richtlinien bestehen und Erfahrungen sowie Ergebnisse gesammelt werden. In der Fachsprache wird dies als »evidenzbasierte Medizin« bezeichnet.

Naturbetonte Vorsorgemedizin, sanfte Medizin gemäß den fünf Säulen der Kneippmedizin, die Behandlung mittels Homöopathie oder Akupunktur und andere als komplementär anerkannte Heilmethoden sind aus meiner Sicht unverzichtbare Hilfen auf unserem Gesundheitspfad. Rein naturwissenschaftlich denkende Mediziner bzw. Wissenschaftler können bei der Homöopathie nur einen Placeboeffekt erkennen, bei der Akupunktur lassen sich biophysikalische Effekte feststellen und die Erfolge der Kneippmedizin sind durch die Regulationsmedizin erklärbar. Zu möglichen Informationen an den Körper durch tellurische Kräfte haben wir reichlich Dokumentationen, aber leider noch keine messbaren Parameter. Deswegen ist die Radiästhesie, wissenschaftlich gesehen, absolut angreifbar. Mir ist es daher ein großes Anliegen, seriöse Informationen zu vermitteln und diese Parawissenschaft von ihrem negativen Image zu befreien.

ARZT UND RADIÄSTHESIE – AUFGABE UND VERPFLICHTUNG

Standorte, an denen sich Personen lange Zeit aufhalten, wie Arbeits- oder Schlafplätze, sind von eminenter Bedeutung. Denn tellurische (aus der Erde kommende) Signale, biologisch wirksame Informationen, erhalten wir von der Zeugung bis zum Lebensende. Somit ist es für uns aus gesundheitlichen Gründen wertvoll, eigentlich sogar eine Verpflichtung und ein Auftrag, diese »Erdsignale« zu beachten und sie im Sinne der ganzheitlichen Vorsorgemedizin nutzbringend einzusetzen.

Vorsorge zu »predigen« erscheint mir wichtiger, als Reparatur zu betreiben. Ganz tief überzeugt bin ich auch davon, auf den Wert und Nutzen unserer allopathischen Medikamente zu achten und ich betone daher immer wieder deren hohen Nutzen in unserem

Gesundheitssystem. Produkte für unsere Notfallmedizin, Antibiotika, Blutdruckmittel und Impfungen sind großartige Helfer. Durch die Ergebnisse der medizinischen Forschung verbunden mit der Entwicklung der pharmazeutischen Wissenschaft ist unsere Lebenserwartung gewaltig angestiegen. Maßnahmen der Hygiene trugen wesentlich zu diesem Fortschritt bei. Hier drängt sich bei mir immer wieder der Gedanke auf, wie hilfreich eine intensive Forschung zum Themenfeld Geomantie, Geopathie und Geobiologie für unsere ärztlich-medizinische Arbeit doch wäre.

In vielen hilfreichen Produkten stecken »Kräfte« aus der Natur, welche verwendet, umgebaut oder nachgeahmt werden. Antibiotika oder Malariamittel etwa sind »Kinder« natürlichen Geschehens und der Beobachtungsgabe sowie des Forschergeistes der Menschen. Vorzusorgen, damit die Lebensqualität auszubauen und Gesundheitspflege mit den Kräften der Natur zu betreiben darf nicht bloß ein Werbeslogan sein, wir dürfen, ja müssen uns diese »Helfer« entsprechend zunutze machen. Hilfe durch gute und seriöse Beratung von radiästhetischer Seite soll keinesfalls eine Form von Zwangsbeglückung sein. An Reizzonen sind Kräfte »am Werk«, die eine Energie- oder Signalwirkung an den Körper haben. Daher ist die Empfehlung zu beachten, wo der »neutrale Platz«, also der ideale Standort liegt. Diese Gedanken in das Wissenschaftsgebiet Medizin einzubauen ist mein Anliegen, vorerst bleibt es aber wohl nur ein Wunschdenken.

DER IDEALE STANDORT – DER NEUTRALE PLATZ

Im Laufe meiner Arbeit und mit wachsender Erfahrung auf dem Gebiet der Geomantie haben sich immer deutlicher die Wohlfühlkraft und die Gesundheitsoption herauskristallisiert, den belastungsfreien, neutralen »Daueraufenthaltsort« zu empfehlen. Mit *Standort* wird jener Bereich bezeichnet, an dem ich mich aufhalte und dessen »Benützung« helfend, ausgleichend oder aber schädigend, nachteilig ist. Käthe Bachler definiert solche Bereiche als den »guten Platz«. Bei meinen Arbeiten bevorzuge ich hingegen die Bezeichnung »neutraler Platz«, und zwar deshalb, weil Bereiche von Kreuzungen der angesprochenen Gitter oder Verwerfungen und »Wasseradern« in ihrer auf- oder abladenden Information entsprechend genützt werden können. Durch einen Versuch mit dem kinesiologischen Muskeltest oder mit der Reaktionsabstandsmessung nach Manfred Curry lassen sich auf die einzelne Person bezogen Kreuzungsbereiche kurzfristig als »Therapieplatz« bestimmen. Hier ist der radiästhetisch arbeitende Arzt oder Heilpraktiker gefordert, welcher medizinisch-physiologische Zusammenhänge feststellen und interpretieren kann. Wird an einer Person ein großer oder aber ein sehr geringer Reaktionsabstand gemutet, sind dies für den Rutenkundigen deutliche Hinweise, um entsprechende therapeutische Schritte durchzuführen.

Da viele radiästhetisch auftretende Personen eine Vielfalt von Störungen muten, wirft das die Frage auf, ob es denn überhaupt »störungsfreie« Zonen gibt. In solchen Fällen sehe ich ein Überangebot an »Gefahren« aufgezeigt, was Verunsicherung und Angst erzeugen kann. Die für mich einfache und effiziente Methode der Mutung ist die Suche nach dem »guten Platz«. An diesem »neutralen Standort« treten keine Probleme durch Störfelder von Wasser, Globalgitter oder Verwerfungen auf und damit auch keine nachteiligen geopathologischen Informationen. Das Ergebnis solcher Mutung wird dokumentiert und im Krankheitsfall ist es für eine weitere Erklärung und Dokumentation sinnvoll, Reizstreifen von Wasser, Globalgittern und Verwerfungen in diese Pläne einzuzeichnen. Es wird dabei deutlich, dass der »neutrale Platz« frei von Reizstreifensignalen ist bzw. am krankmachenden, ungünstigen Standort die vorhandenen nachteiligen Informationen zu muten sind.

Meine Mutungen zeigten bei Erkrankten – wo es sich um schwerwiegende gesundheitliche Probleme handelte oder sich auffällig häufig Infekte wiederholten – immer wieder die Konstellation durch »Beeinflussung« von Curry-Netz-Kreuzungen und/oder Wasseradernkreuzungen. Bei vielen der erfolgten Mutungen konnte ich vor dem

Einrichten der Wohnräume die dort befindlichen neutralen Plätze aufzeigen. Bei Mutungen in Rohbauten kann ein Radiästhet, welcher sich auch baubiologische Erfahrungen erarbeitet hat, Empfehlungen beispielsweise zu Elektroinstallationen aussprechen. Mit einfachen Ratschlägen lassen sich elektrische oder elektromagnetische Felder minimieren oder Probleme statischer Aufladungen lösen. Das erwünschte Ziel einer Optimierung der Wohnqualität zu erreichen wird dadurch möglich. Einfache, aber wirksame Aktionen zu setzen gehört zu meiner beratenden Tätigkeit.

☞ *Wirkung und Nebenwirkung:*

Aus ärztlicher Sicht und der damit verbundenen radiästhetischen Arbeit möchte ich in diesem Zusammenhang vor esoterischen Geschäftemachereien und Wunderankündigungen warnen. Es gibt Rutler, Pendler, Medien, welche über Telefonberatung »Mutungen« durchführen und entsprechende therapeutische Empfehlungen abgeben, ohne die betroffene Person, welche Hilfe sucht, je gesehen zu haben. Als Arzt sehe ich darin vorsätzliche Körperbeschädigung. Mit Schüsslersalzen wird bei der Einnahme nichts Nachteiliges passieren – wenn diese aber als »Ersatz«, nicht als Ergänzung, zu ärztlich angeordneter Medikation erpendelt werden, stellen sich alle bei mir noch vorhandenen Haare auf. Für bedenklich halte ich auch manche Geschehnisse auf paramedizinischem Gebiet der »Gesundheitsberatung«, wo Diagnosen am Patienten »erpendelt« werden (»medizinisches Pendeln«), die den Fragenden wiederum verunsichern. Vonseiten des Betroffenen ist jetzt plötzlich wieder eine schulmedizinische Abklärung erwünscht, um solche »festgestellten« Diagnosen zu bestätigen oder auszuschließen. Teure, aber sinnlose bildgebende Untersuchungen entstehen aus solcher Verunsicherung, eine stufenweise medizinische Abklärung, wie dies sinnvoll wäre, wird von den Leidtragenden jedoch abgelehnt. Nachdem ich zu dieser Form der Abklärung meine ärztliche Meinung abgegeben hatte, waren oftmals solche »hilfesuchende« Personen und/oder deren Angehörige bei mir nicht mehr vorstellig geworden.

Das große Problem liegt meiner Meinung nach am Faktor Zeit. Häufig kamen auch Patienten zu mir, bei denen viel Zeit zu medizinischer Diagnosestellung und zu wertvoller Therapie verloren war. Interessanterweise wurden dann Anschuldigungen gegenüber der Schulmedizin erhoben – zu den vorher erfolgten »Gesundheitsvorschlägen« gab es kaum Kritik, aber oft fatale späte Erkenntnis der Situation. Als Arzt und Interessierter bin ich der »Sache« schon auch nachgegangen, insbesondere wenn es sich um schwerwiegende gesundheitliche Aspekte handelte. Als wissenschaftlich-medizinisch denkender Radiästhet und der Ethik der Medizin – »das Wichtigste ist, nicht zu schaden« – verpflichtet, habe ich, soweit dies möglich war, versucht, einen noch möglichen medizinischen Pfad zu finden. In einigen Fällen kam ich leider zu spät. Bitte beherzigen Sie meine warnenden Worte – dies ist mir ein großes Anliegen!

Es gibt rutenkundige Personen, welche auch auf Distanz Grundstücke beurteilen und deren Ergebnisse angeblich eine hohe Genauigkeit aufweisen sollen. Dazu ist festzustellen, dass ich mich auf das Gebiet des Fernpendelns nicht begeben habe und dies wohl auch nicht kann. Ich schließe nicht aus, dass ich dazu einfach nicht geeignet bin – ich habe es erfolglos versucht.

INFORMATIONEN AN UNS MENSCHEN – WIRKKRÄFTE AUS DER NATUR

Als ein Teil der Natur sind wir mit den Energien und Informationen unserer Umwelt verbunden und erfahren bewusst oder unbemerkt diese Kräfte. Denken wir nur an das Licht, den Bereich, welchen wir sehen, die Wärme, welche wir aus dem Infrarotstrahlungsbereich spüren, oder das ultraviolette Licht, welches wir nicht sehen, aber dessen Reaktion auf die Haut in Form eines Sonnenbrandes spürbar werden kann. Es beeinflusst auch unseren Stoffwechsel bei der Synthese von Vitamin D (Calciferole), dessen Wirkung im Körper von hoher Bedeutung ist. Das magnetische Feld und die Schwerkraft bestimmen uns.

Die Frage ist, welche »Informationen/Energien«, die wir im Rahmen der Radiästhesie betrachten, wie, wann und wo Wirkung zeigen.

Lenken wir nochmals einen Blick auf die Kraft und die Energieinformation, die »Anregung«, welche wir Menschen durch den Aufenthalt über geopathogenen Regionen erfahren. Unser biologisches System wird reagieren, die Regulationskräfte des Körpers werden entsprechend arbeiten. Die ausgleichende und dem Körper vorteilhafte Kraft wird stets versuchen, ein Optimum an Funktionstüchtigkeit zu erreichen. Es ist daher unsere Aufgabe, hier bewusst Unterstützung zu geben. Dies mag körperliches Training oder bewusste Ernährung sein – einfach alles, was günstig wirkt. Nicht jeder Mensch reagiert und reguliert in gleichem Maße, zumal jede Person ihr eigenes Muster des Regulationsgeschehens besitzt.

BEOBACHTUNGEN ZUM ALTER

Eine meiner Beobachtungen war, dass Menschen altersabhängig unterschiedlich reagieren. Diese Erfahrung machte ich besonders in Fällen, wo eine Empfehlung zu einer Schlafplatzänderung ausgesprochen wurde, also nicht der Schlafplatz, sondern nur das betroffene Familienmitglied »ausgetauscht«, ein Bettentausch von erwachsenen Personen oder Jugendlichen vorgenommen wurde. Infolgedessen nahmen die geschilderten Beschwerden bei den ursprünglich Betroffenen zeitlich unterschiedlich, aber durchwegs ab oder verschwanden sogar völlig. Hingegen traten bei jenen Personen, welche jetzt am belasteten Platz »Stellung bezogen«, relativ rasch Irritationen auf, die bei ihnen vorher nicht aufgefallen waren. Erst durch die ursprünglich geratene Verlagerung des Bettes an einen günstigen, weil neutralen Standort nahmen die vorhandenen Beschwerden ab. Die vorgenommene innerfamiliäre Eigenbeobachtung des »Wechsels« der Symptome war ausschlaggebend dafür, den Platzwechsel der Betten vorzunehmen. In diesem Fall hat der Volksmund recht, wenn er sagt, »aus Schaden wird man klug«. Eine signifikante Veränderung des Empfindens bzw. der Beschwerden trat bei erwachsenen Personen nach etwa vier bis sechs Wochen ein. Je jünger die Betroffenen waren, desto rascher erfolgte die Änderung von Symptomen.

Der von der Natur gegebene Instinkt bei Säuglingen und Kleinkindern ist noch deutlich ausgeprägt. Leider wird aus deren Signalen und Reaktionen seitens der Erwachsenen nicht der rechte Schluss gezogen oder überhaupt falsch interpretiert. Bei unruhigen Kindern, sog. Schreikindern, wäre oft der Versuch, nur das Bettchen zu verschieben, schon eine große Hilfe – aber wer denkt daran, wenn dieses Wissen verborgen ist. Da wäre ich wiederum bei meiner Empfehlung, zu beobachten und Botschaften der Natur, welche der Körper aufzeigt, zu beachten und nicht zu verdrängen. Freilich müssen wir auch an Schwierigkeiten aus der (Un-)Verträglichkeit von Nahrung denken. Überdurchschnittlich häufig wiederkehrende Infekte deuten auf eine Schlafplatzproblematik hin. Infekte durchzumachen und dabei das körpereigene Immungeschehen zu trainieren und auszubauen ist angesagte »Pflicht« des gesunden Körpers. Jeder Infekt und jede Impfung bilden einen Stimulans für unser Immungeschehen und dessen erwünschtes »Abwehrtraining«. Ein gut reagierender Organismus eines Kindes erlebt vier bis sechs Infekte im Laufe eines Jahres. Sollte die Regulationsmöglichkeit der Zellen aber durch eine falsche Information gestört sein, wird sich ein immunologisches Defizit aufbauen.

Auf die hohe Wertigkeit eines ungestörten und erholsamen Schlafes hinzuweisen scheint mir für gesundes Gedeihen von Kindern, aber auch für uns Erwachsene besonders wichtig zu sein. Neurowissenschaftler stellen fest, dass besonders im Schlaf bei Kleinkindern die Synapsen im Hirn ausgebildet und gefestigt werden. Folglich ist eine chronische Schlafstörung ein schädigendes Agens. Die ständige Ein- oder Durchschlafstörung muss als anhaltender negativer Stress angesehen werden. Eine Dauerstörung, welche je nach Konstitution der betroffenen Person dem Regulationsgeschehen des

Körpers nachteilige Signale übermittelt, bereitet ein Problem für unsere Immunantwort. Die Selbstheilungskräfte werden daher nachhaltig negativ beeinflusst.

DER STANDORT ALS GEFAHR ODER NUTZEN

Wie wir gesehen haben, sind belastete Schlafbereiche von ganz besonderer Bedeutung. Im Schlaf kann bzw. sollte sich der Körper in seiner Gesamtheit erholen. Der Botenstoff Melatonin möchte uns in eine Ruhe- und Erholungsphase bringen. Durch ständige Irritation an die Körperzellen werden die Botenstoffe fehlgesteuert, z. B. Cortisolspiegel über die Norm anhaltend erhöht (negativer Stress), und es tritt keine ideale Erholung ein. Über die Achse Cortisol–Insulin und weitere Stoffwechselparameter laufen nachteilige Signale. Die Schädigung manifestiert sich an den schwächsten Bereichen eines Organismus und dies kann zur Entgleisung der Zellfunktion bis hin zur Entartung von Zellen führen. Durch die Fehlfunktion des Immunsystems wird es zu einer allgemeinen Abwehrschwäche kommen, welche im schlimmsten Fall eine schwerwiegende Krebserkrankung nach sich zieht. Somit ist eine enorme Wirkbreite der Langzeitwirkung durch geopathogene Reize gegeben. Unser Organismus hat ein wunderbares Programm, beschädigte Zellen durch Arbeit unserer Immunzellen abzubauen. Der programmierte Zelltod (Apoptose) kann gestört werden und krankhaft veränderte Zellen werden nicht abgebaut und vermehren sich möglicherweise – ein wiederum nachteiliges Geschehen im Körper.

STANDORTE BEI SCHON ERKRANKTEN PERSONEN

Immer wieder durfte ich feststellen, dass allein schon die Veränderung des Schlafplatzes bei Erkrankungen vorteilhafte Änderungen wie die Verbesserung der Schlafqualität, des Erholungsgefühls oder der psychischen Stimmung brachte. Wenn auf diese Weise etwa die schnellere Abheilung bestimmter, schon lange anhaltender chronischer Entzündungen erfolgte oder Infektneigungen abnahmen, war dies für mich eine überzeugende Bestätigung, dass die Reaktionslage eines Menschen grundsätzlich auch durch Signale von außen beeinflusst wird. Hier denke ich beispielsweise an chronische Beingeschwüre, welche durch eine Standortänderung und selbstverständlich durch gute Therapieansätze merklich besser abzuheilen begannen.

Die Immunreaktionen und die Abwehrbereitschaft des Organismus verlangsamen sich in zunehmendem Alter. Die Regenerationsfähigkeit vermindert sich, Heilungsprozesse laufen langsamer ab. Dieser natürliche Funktionszustand ist daher besonders zu beachten.

Wenn sich schon bei Personen, welche »noch gesund« sind, verschiedenste Symptome und damit verbundene Schwierigkeiten einstellen, wie muss es erst bei der Wirkung auf bereits erkrankte Menschen und deren Regulationsgeschehen sein? Wie ist es um die Belastung Kranker bestellt, wenn sie bettlägerig sind? Hier kann nur die Empfehlung bzw. Forderung ausgesprochen werden, die kranke Person aus einer Störzone auf einen belastungsfreien, neutralen Bereich zu verlagern. Die Sinnhaftigkeit des Ortswechsels lässt sich immer wieder bei chronisch Erkrankten durch die damit einhergehende günstige Beeinflussung des Krankheitsbildes erkennen. Nach Operationen oder bei erforderlicher Chemotherapie wird sich ein nicht belasteter Bettplatz ebenso vorteilhaft auf den Genesungsprozess der Betroffenen auswirken. Der bekannte Chirurg Theodor Billroth hat seine operierten Patienten bevorzugt auf unbelastete Bettplätze stellen lassen. Seine Beobachtungen von Heilerfolgen waren dafür Orientierungshilfe und Empfehlung. Dies mag auch als Beispiel gesehen werden, wie Erfahrung und akademische Wissenschaft sich gegenseitig bestätigen. Bei Patienten mit laufender bzw. nach einer Chemotherapie bringt es Vorteile, den rechten störungsfreien Schlafplatz zu nützen, um das körpereigene Regulationsgeschehen zu unterstützen.

Abschließend möchte ich noch einige Gedanken zu Problemen teilen, welche uns manchmal die Technik bereitet. Wir dürfen alle technischen Errungenschaften wunderbar anwenden und wertvoll gebrauchen. Es ist eine faszinierende Zeit, in der wir leben, mögliche Gefahren sollten auch hier durch verantwortungsvolles Handeln minimiert werden. Eine Ursache denkbarer Irritationen von Personen an einem geobiologisch störungsfreien Raum können technische Felder sein, diese sind jedoch entsprechend physikalisch nachweisbar und wir vermögen diese mehr oder weniger gut zu beeinflussen. Die Wirkung von elektrischen oder elektromagnetischen Feldern auf unseren Körper ist ein breites Forschungsgebiet der Physiologen und Mediziner und wird oft auch recht kontrovers behandelt. Dabei stellt der Zeitfaktor der Wirkung dieser messbaren Felder an uns Menschen ein nicht uninteressantes Geschehen dar. Arm sind Personen, welche an Elektro(hyper)sensibilität leiden und dabei in unserer technisierten Welt große körperlich-psychische Schwierigkeiten haben. Ungeachtet dessen ist die Technik wunderbar und faszinierend – jedoch muss dabei auch die Zeit des Gebrauches berücksichtigt werden. Viel Bewegung im Freien ist meiner Ansicht nach ein wunderbares »Gegenmittel«, um allfällige Belastungen aus dem elektromagnetischen Geschehen (technische Felder, »Elektrosmog«) zu reduzieren, ist doch situationsbedingt (berufsbedingt) unser Organismus lange Zeiten solchen messbaren Feldern ausgesetzt. Diese messbaren Energien beeinflussen uns als elektrophysiologisch-biochemisch gesteuerte Lebewesen und sind ebenso ein Teil unserer Ausgesetztheit (Exposition). Den Körper durch einen Spaziergang im Freien zu »erden« bietet mit Sicherheit eine einfache Hilfe für uns. Allein der gesundheitliche Aspekt als Immunstimulans ist hierbei von höchster Wertigkeit.

Bei diesen Gedankengängen wird sichtbar, wie im Rahmen der Radiästhesie und Geobiologie eine wissenschaftlich fundierte Aussage zu biophysikalischem Geschehen nur durch eine Zusammenarbeit von Physikern, Biologen und Ärzten entstehen kann. In diesem Sinne könnten wir folgende Gedanken als eine Richtlinie ansehen:

»Das Einfache ist oft das Wirksame, Das Milde ist oft das Starke, Das Einfühlsame ist oft das Nachhaltige, das Natürliche ist oft das Erfolgreiche.«

Horst Fröhlich, Ethnograf

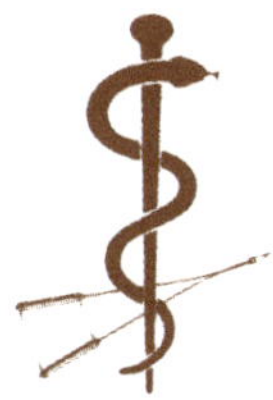

Glossar

»Böse Strahlen«: Ein angstmachender Begriff, mit dem viele Personen die alleinige krankmachende Schädlichkeit von »*Wasserstrahlen*« assoziieren.

Currygitter/-netz: auch *Diagonalgitter* genannt; es verläuft in den Zwischenhimmelsrichtungen; nicht als Diagonale des *Hartmanngitters* zu sehen, da die Reizstreifen beider Gitter verschiedene Abstände haben.

Disposition: eine organische oder psychische (eventuell genetisch) bedingte Neigung zu gewissen Erkrankungen

Exposition: bedeutet »Ausgesetztheit« gegenüber einer Vielzahl von Einflüssen auf unseren Körper bzw. die Psyche (z. B. Umwelt, Ernährung, psychosozialer Stress)

Erdstrahlen – Wasserstrahlen: Hilfsausdruck für »Kräfte«, welcher der Radiästhet an Reizzonen aufzeigen kann. Physikalisch gesehen ist der Begriff nicht richtig.

Fühligkeit: Die wohl angeborene Fähigkeit, *geomantische* Kräfte zu erfahren und aufzeigen zu können.

Genius Loci: der »Geist«, die Wirkkraft eines Ortes

Geobiologie: In der Radiästhesie die Suche nach aus dem Untergrund kommenden Kräften, die eine biologische Wirksamkeit haben.

Geomantie: Die Kunst der »Erddeutung«, Erdkräfte aufspüren und diese entsprechend zu nützen; diese Energien sind wissenschaftlich nicht nachweisbar, von Radiästheten *mutbar.*

Geopathie – Geopathogene Reize: Es handelt sich um eine aus der Erde oder dem Kosmos kommende »Strahlung«, welche das Befinden von Mensch, Tier oder Pflanze stört oder sogar Krankheit oder Wuchsstörungen erzeugen kann.

Geopathogene Belastung: Bedeutet eine Beeinflussung von Mensch, Tier oder Pflanze durch aus der Erde kommende »Informationen«. Synonyme: geopathische, geopathologische Belastung

Globalgitter/-netz: ein nahezu überall auf der Erde feststellbarer (mutbarer) bandförmiger Streifen *(Hartmann- bzw. Currygitter)*

Hartmanngitter/-netz: verläuft in den Haupthimmelsrichtungen

Kalibrieren: einen »Messwert« einspeichern – im radiästhetischen Geschehen sich auf eine bestimmte »Strahlungsinformation« (Reizstreifen) mental abstimmen; physikalisch richtig ein System in einen eichfähigen Zustand bringen.

Kinesiologischer Muskeltest: Mittels Muskel als Anzeigeinstrument wird nicht die Kraft des Muskels gemessen, sondern die Reaktion auf einen Reiz; z. B. ein Lebensmittel, Wirkeinfluss von geopathogenem Bereich.

Komplementärmedizin, komplementär: ergänzende medizinische Behandlungsmethoden zur »Schulmedizin«; ein gemeinsames Wirken anerkannter paramedizinischer Methoden (Homöopathie, Akupunktur, Neuraltherapie, Bäderheilkunde).

Komplexmittel: Homöopathisches »Mischpräparat« mehrerer Mittel, welche nach Diagnose und Erfahrung bei definierten Erkrankungen helfen sollten; »Schrotschusshomöopathie«, welche hofft, dass ein Mittel der Mischung hilft.

Muten: Mit der Wünschelrute nach Wasser, *Globalgittern* suchen; die Fähigkeit, u. a. *Reizstreifen* von Wasser oder *Globalgittern* aufzuzeigen.

Muter: Ein Mensch, der mit Rute oder Pendel arbeitet.

Radiästhesie: Strahlenfühligkeit, »Wissenschaft«, welche von »Strahlenwirkungen« und deren Wirkung auf Organismen (Pflanze, Tier, Mensch) spricht.

Radiästheten oder Pendler: Menschen, welche aus ihrer Fühligkeit heraus mit Rute oder Pendel als Anzeigeinstrument arbeiten.

Radiästhetisches Feld, Reizstreifen, Zone: Jener Bereich, über dem ein Ruten- oder Pendelausschlag entsteht.

Regulationsgeschehen: Dem Körper innewohnende Kraft, biologische Abläufe zu steuern, auszugleichen und »beschädigte« Zellen zu reparieren.

Regulationsfähigkeit: Der Körper passt sich unbewusst ständig an neue Begleitumstände an (z. B. Temperaturregelung).

Strahlungsfrei: ist ein Bereich, wo der Radiästhet keine Störung, also Erd- oder Wasserstrahlen etc., muten kann.

Vegetatives Nervensystem: Es werden viele lebenswichtige Körperfunktionen gesteuert bzw. beeinflusst; die Steuerung erfolgt über Nervenimpulse.

Wasseradern: Bezeichnung für unterirdisch fließendes Wasser und davon ausgehendes radiästhetisch feststellbares Feld.

Wasserstrahlen: Physikalisch nicht richtiger Ausdruck für das Signal, welches über Reizzonen von fließendem Wasser vorhanden ist.

Wünschelrutenphänomen: das Geschehen des Rutenausschlages (der Pendelbewegung) bei einem *fühligen* Menschen

Ausgewählte Literatur

Angerer, J. et al.: Mensch, Wünschelrute, Krankheit. Umwelt-Strahlungen: wie sie auf uns wirken, St. Gallen/Zürich 1985.

Bachler, K.: Direktsuche des guten Platzes, Linz 1995.

Bachler, K.: Erfahrungen einer Rutengängerin. Geobiologische Einflüsse auf den Menschen, St. Pölten 2003.

Bachler, K.: Der gute Platz – eine große Hilfe für die Gesundheit an Körper, Seele und Geist, St. Pölten 2007.

Elide, M.: Geschichte der religiösen Ideen, Freiburg i. Br. 2002.

Endrös, R.: Die Strahlung der Erde und ihre Wirkung auf das Leben, Remscheid 1978.

Fischer-Colbrie, P.: Kraftplatz Garten, Energien zum Wohlfühlen, Wien 2007.

Gasperl, H.: Gesund aus eigener Kraft. Sebastian Kneipps altbewährtes Wissen, Salzburg 2015.

Hartmann, E.: Krankheit als Standortproblem, Heidelberg 1976.

Hartmann, E.: Zur Theorie und Praxis einer geobiologischen Therapie und Prophylaxe, Wetter – Boden – Mensch Heft 4 (1968).

Groschwitz, H.: Mondzeiten – zu Genese und Praxis moderner Mondkalender, Münster 2008.

Himmel, M.: Bäume helfen heilen. Wie Sie mit Bäumen Kontakt aufnehmen und ihre spirituellen Energien nutzen, Freiburg i. Br. 1997.

Hoch, E.: Strahlenfühligkeit: Umgang mit Rute und Pendel. Linz 1982.

König, H. L.: Unsichtbare Umwelt. Der Mensch im Spielfeld elektromagnetischer Feldkräfte (…), Peiting 2012.

Mayer, H./Winklbaur, G.: Biostrahlen. Woher sie kommen, wie sie wirken, was sie tun. Der Mensch im Strahlenfeld von Kosmos, Erde und Umwelt, Wien 1983.

Mermet, A.: Der Pendel als wissenschaftliches Instrument. Eine Einführung in die Pendellehre und eine Anleitung zum Gebruach des Pendelns, Genf.

Purner, J.: Radiästhesie – ein Weg zum Licht? Mit der Wünschelrute auf der Suche nach dem Geheimnis der Kultstätten, St. Gallen 1993.

Lanza, R./Meloni, R.: The Earth's Magnetism. An Introduction for Geologists, Berlin 2006.

Sheldrake, R.: A new science of life, 1981.

Thoma, E.: Holzwunder. Die Rückkehr der Bäume in unser Leben, Salzburg 2016.

Worsch, E.: Erdstrahlen und deren Einfluß auf die Gesundheit des Menschen, Graz 1995.